超過100個隨時隨地、隨手可玩的生活專注力遊戲

新手父母

暢銷修訂版

視覺專注力遊戲 在家輕鬆玩

視覺認知專注力**5**大主題遊戲

專業職能治療師╱ **陳宜男** & **劉奇鑫** ◎合著

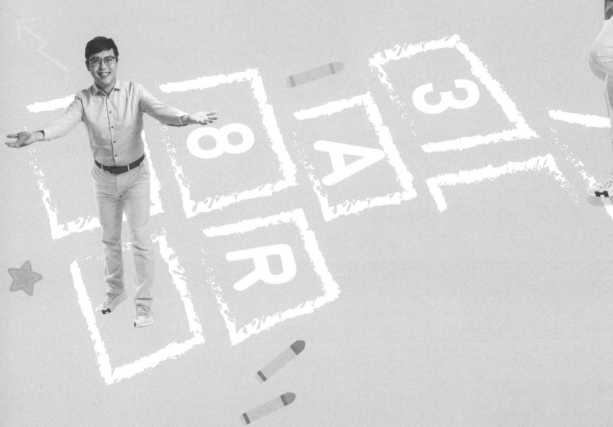

3

本書適玩年齡
5～10歲

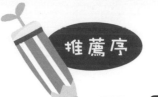

是「遊戲書」，
更是充滿創意的「點子書」

「遊戲」對於早期療育工作者來說算是一項工具，古人說：「工欲善其事必先利其器」，所以遊戲的準備對於所有早期療育人員及幼教老師而言算是一門非常重要的課程。

好的遊戲要能引發孩子的學習動機

一個好的遊戲不僅要能引起孩子的學習動機，更要讓孩子可以將從遊戲中所學習到技巧應用到日常生活中。

這樣的概念一直是我們教授遊戲設計課程時的圭臬。此書以日常生活應用的大方向來設計視覺認知活動，訓練孩子的視覺區辨、視覺記憶、前景背景、視覺完形、視覺空間及物體恆常等基本概念，以日常生活中實際活動為教材，提高孩子參與動機及幫助其更容易應用於實際生活中。

書中內容包括，畫重點、找座位及閱讀「文繞圖」文字等，許多在家長或是老師眼中不起眼的活動，其中卻暗藏許多視覺認知基本技巧。這些基本技巧同時也是提高孩子學習效率的基礎。

遊戲書是最佳的親子遊戲的教材

　　遊戲書在台灣大部分都是當作家長忙碌時孩子打發時間的工具，目前市面上鮮少有替專業人員或是幼教老師所設計的教材書籍，這跟國外的情形不同。此書的內容不僅可以在家由家長的陪伴下當作親子間遊戲的教材，更可以當成專業人員或是幼教老師們平時上課的教材。

　　宜男目前就讀於台中教育大學早期療育研究所在職專班，並擔任彰化縣職能治療師公會理事長，而奇鑫除了醫院的工作外，亦利用晚上和假日至中臺科技大學兼課，看似連睡覺時間都不夠的兩個人，竟還能擠出時間寫書，無私地將多年的臨床經驗與專業分享給家長與老師，實令人感動與佩服。

　　就商業的角度來看，這本書的內容真的豐富到可以分成二至三冊來出版，然而他們倆卻堅持將創意與點子利用最有效率、最經濟的方式毫不保留的呈現給大家，因此這本書不僅是「遊戲書」，更是充滿創意的「點子書」，除了提供孩子遊戲，也激發家長與老師的創意。

林巾凱 國立台中教育大學幼教系早期療育教授、全腦科學教育協會理事長

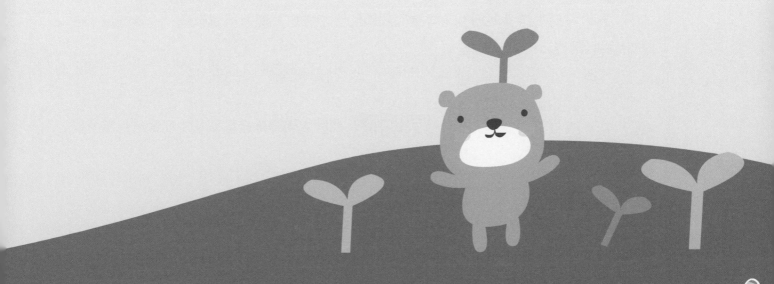

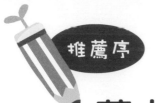

藉由遊戲，自然改善視覺認知技巧

　　視覺是小朋友認知學習的重要管道，但有不少小朋友因為缺乏適切的視知覺能力，而影響其認知的學習。例如，有的小朋友會「日」、「目」不分；或把「十」看成「÷」，而造成學習上的困擾。

　　藉由適當的訓練或活動是可以改善孩子視覺認知技巧的，只不過要透過什麼活動來改善呢？對小朋友而言，遊戲是一種較為自然而且有趣的方式。

　　本書的兩位作者，奇鑫和宜男，是有多年臨床經驗的職能治療師，之前就研發並出版訓練視覺認知能力的遊戲書。這本新書延續前一本書的目的，在促進視覺區辨、視覺完形、前景背景、視覺記憶、視覺空間、物體恆常及視覺注意力等視覺認知技巧。

　　雖然訓練的能力一樣，但不同於前一本的地方是，新書將這些技巧以日常生活中常見的活動來呈現，使用這些日常生活活動做為教材（如：看時鐘、畫曲線圖等），讓孩子可以從這些生活化的活動裡，學到視覺認知基本技巧，並更容易地將所學到的技巧類化於實際生活中。

　　這些有趣的遊戲相當適合家長、特教老師、治療師帶著小朋友一起來玩。尤其是家長可以透過和孩子一起玩來促進親子關係，寓教於樂。

　　對於實務工作者能將個人專業的創新出版並分享，個人相當敬佩，也期待這本書的出版能讓更多的孩子受益。

陳明聰 嘉義大學特殊教育學系主任暨研究所所長

協助師長引導孩童，創造雙贏結果

　　宜男先前曾在中山醫學大學附設復健醫院及彰化基督教醫院等醫學中心服務，也曾擔任過兩屆彰化縣職能治療師公會理事長，目前更是臺中市星願樹聯合醫事機構負責人。多年來他成立兒童注意力及視知覺訓練團體，來協助孩童及家長，期讓更多家庭受惠。

　　我認識宜男多年，深知他對兒童職能治療相關領域的投入與付出，尤其是他觀察入微，常能針對孩童注意力不集中及生活自理等之問題，彙整出解決方法，也能針對不同狀況之孩童，設計出個別化活動，來引導孩童朝向正常化之發展里程目標前進。

　　再者，為了讓更多孩童能透過其精心設計的教材，在家輕鬆練習，因此宜男等人合著視知覺專注力遊戲在家輕鬆玩系列之遊戲書，透過視知覺之七大主題：視覺區辨、視覺完形、視覺前景、視覺記憶、視覺空間、視覺恆常、手眼協調等來加以訓練，進而提升孩童的興趣與參與動機，增進學習的效果。

　　隨著時代的演進，孩童所面臨到家庭、課業、學校與同儕間相處之壓力與日劇增，透過這套視知覺專注力遊戲叢書，期望能協助家長及老師，從旁引導孩童，並經由職能治療師適時地建議，使之相關問題得以逐步獲得改善，進而提昇學習動機與態度，增進家庭與學校的關係，創造雙贏的結果。

王珩生 社團法人中華民國職能治療師公會全國聯合會理事長

玩遊戲，
增進孩子多方面的發展

身為教育學者，對孩童的學習一直很關心，尤其孩童的學習內涵與方式更值得關切。我在大學任教二十多年有餘，遊戲是我每年必授之課，從大學部、研究所碩士班至博士班皆開授遊戲課程，因此，對遊戲主題相關出版品皆充滿興趣與感恩，除了多一些參考書籍外，也能提供社會大眾對遊戲更多面向的接觸與了解。

其實從許多研究結果都顯示，遊戲能增進孩子多方面的發展，孩子在遊戲中的心情是愉悅、放鬆的，因此，透過遊戲，孩子的學習效果比制式化的學習情況佳，所以，遊戲被認為是孩子學習時最受歡迎也是最適當的媒介。

在此書中作者透過五個遊戲單元的設計，增進孩子的專注力、想像力及變通力，亦企圖提升其學習重點線索的記憶力。

作者是臨床治療師，發現求助的孩童普遍發生下列情形：看完東西後轉眼就忘了、常找不到東西、上課跟不上老師說話的速度、圈詞抄寫不全、資料搜尋困難及問題解決能力不足等，也常因物體外表改變而認為物體本質也改變的現象，因此，五個遊戲單元內容也盡量都以日常生活中孩子可能發生或一直存在的問題情境為設計重點，期望透過遊戲的進行能改善或解決現況。五個遊戲單元中，各單元皆包含數個不等的目的性遊戲，可看出作者的用心與努力，此本書值得家長及教師參考使用。

目前孩童由於功課壓力、學校人際關係處理的問題及家庭關懷過與不足等現象，常讓孩子無所適從，身為父母者宜多親近孩子、傾聽孩子，給予孩子絕對的安全感；身為教師者，也宜重視孩童個別差異，隨時給予信心及信任，並讓孩子感受愛與溫暖，如此，孩子才能幸福、健康的成長。

楊淑朱 博士 國立嘉義大學幼教系所教授

良好的視知覺能力
是專注的重要基礎

　　良好的視知覺是小朋友手眼協調與感覺統合功能重要的基礎。幾週前，宜男與奇鑫告知即將出版《視覺專注力遊戲在家輕鬆玩》系列書時，我是既驚喜且深受感動，因為這本書的出版是團隊成功運作的實例。

　　算算時間他們兩位到彰基復健科任職多年，宜男曾任彰化縣職能治療師公會理事長，奇鑫則在紐約州州立大學水牛城分校取得職能治療碩士即至本院任職。兩人在部門支持與期許下，盡心盡力為視知覺障礙小朋友規劃這本台灣唯一且頗具特色的訓練教材，實令人感動。

　　彰基復健科最初推出兒童注意力訓練團體、視知覺與注意力課程時，有多位新移民媽媽和小朋友一起上課，場面頗為壯觀。起初治療室設在部門會議室，僅夜間的治療，經常聽到喧嘩聲震耳而來，還有宜男和奇鑫對小朋友的大聲疾呼，會議室則凌亂不堪、螢幕數度污損，當時雖懷疑課程後續的成效與投資報酬率，但仍期許兩位除課程訓練外，更要教導小朋友守規矩、重紀律與學習團體互動的能力。經過課程訓練，小朋友注意力提高了、學校成績變好了，更重要的是行為舉止更能自律。在此，要感謝醫院大力支持，擴大部門兒童職能治療空間，並更新電腦、觸控螢幕與投影機等設備。

　　我常告訴同仁，患者是醫師和治療師最好的老師。所謂教學相長、三年有成，宜男與奇鑫的辛苦終於有不錯的成果，也期待他們能將三年來的小朋友教案匯集、歸納與研究，出版於科學期刊，做為訓練教材有利的實證支持；在此勉勵所有治療師同仁，盡量匯集大家的臨床經驗，不管是出版書籍或期刊，都是對這些小老師們的最大回報。

魏大森 彰化基督教醫院復健醫學研究中心主任

發現問題根源，
才能有效幫助孩子

　　終於完成第三本書的遊戲初稿，比起前兩本書，這本書給我和奇鑫（本書另一位作者）的驚奇又更多了，不僅所畫的圖片的細緻度更加精進，更重要的是這本書更符合我們的製作理念——將遊戲生活化，讓小朋友更能透過遊戲學習日常生活中的大小事。

視覺認知＝了解眼睛所看到的一切資訊

　　幾年前，在一次偶然的機會下赴某個機構進行專注力相關的演講，總是喜歡標新立異的我不想流於媚俗的介紹「感覺統合治療」、「行為制約」等常見的議題，因此嘗試從「視覺認知」的角度去看專注力，也找到了許多支持的文獻，至於什麼是「視覺認知」？簡單來說就是：了解眼睛所看到的一切資訊。

　　我一直深信一個論點：**「基礎能力不佳將導致注意力不佳和學習缺乏效率，視覺認知缺陷就是其中一個主因」**，簡單來舉些例子，上課容易發呆、看書會跳行或寫功課很慢的小朋友往往是家長抱怨專注力不佳或容易分心的主要族群，然而這些小朋友透過感覺統合或行為改變技術等介入方法後仍然沒有明顯改善，這時，何不追根究底的去了解這些問題背後的主因？

打好「視覺認知」基礎，為課業打底

　　「上課發呆，會不會是他根本聽不懂上課內容或無法有效吸收黑板上的字？」

　　「看書會跳行，會不會是他缺乏有效率的瀏覽方式？」

　　「寫功課很慢，會不會是他在手眼協調方面出了問題呢？」

這些在家長或老師眼中「專注力不佳」或「容易分心」的小朋友，也許他們也不想被冠上這些不好的名詞。有個六年級的小朋友曾經跟我抱怨：「我也想專心上數學課呀！但是看到黑板上密密麻麻的數字和轉來轉去的圖形符號，我就頭昏眼花」。這些都可能是基礎沒打好所衍生的專注力問題，而這個基礎就是「視覺認知」能力。

從那次演講後，我就一心想把這個理念化為實際動作，但當一開始單槍匹馬實在是沒動力，然而奇鑫來到彰基後，我把這個想法跟他討論，沒想到一拍即合，他十分支持且願意跟我一起努力開創新的格局，就這樣我們每週都花 2 至 3 個晚上來討論與設計視覺遊戲。

訓練課程中，我們搭配電腦與投影設備所營造的聲光環境來讓小朋友在遊戲中學習與建立專注力所需的基礎能力。

孩子的成長，是我們努力的動力

多年來，有許多家長表示，小朋友上完我們的課程後在專注力上有很大的進步，也變得喜歡閱讀。因此，家長們希望我們可以將遊戲內容與訓練的理念與大家分享，讓他們在家裡也可以陪著小朋友一起玩，家長們的支持給足了我們極大的動力來出版這本遊戲書。目前，我們也積極的將這些課程進行臨床研究，希望將來可以在專業期刊發表研究成果，提供更多有力的證據。

感謝所有協助我們完成這本書的夥伴，尤其是彰基復健科兒童治療的同事們協助我們測試每個遊戲並提供寶貴的意見，也感謝家長們給我們的回饋與鼓勵。亦感謝彰基復健科魏大森主任極力支持我們主持的視覺認知團體，這是一切動力的源頭。最後要感謝我的太太（怡君），同樣身為職能治療師的她也給了我很多的建議與想法，最重要的是她願意犧牲週末逛街、吃大餐的時間陪我一起完成這本書，這樣的包容心和為孩子努力的心意讓我很感動。

希望這本書可以讓您有更多的收穫與驚喜，在完成這本書的當下我們又有新的想法了，期待下本書可以讓大家耳目一新！

陳宜男

高階的專注力，
須建立於低階功能的基礎上

　　四十年前如果「過動兒」的資訊像今天這麼發達，那麼百分之百會有這樣一個診斷加諸於我身上。若細數從小我學過的才藝，那麼肯定不會輸給現在的小朋友，舉凡：鋼琴、小提琴、心算、書法、速讀……等，數不清的各式靜態才藝，而其主要目的就是，讓我可以心平氣和的乖乖坐在位置上聽課或是寫作業。

　　當然我也相當聽話，鋼琴一學就是六年，為的是不敢違背父母的期望，這樣一個漫長的過程，對於一個過動兒來說，其中的辛苦不是外人可以體會的。

　　爾後，經歷過兩年半國外留學的生活，完成了人生中第一本碩士論文，證明了過動兒也可以完成需要長時間閱讀及記憶的托福及 GRE 考試；更別提碩士論文了，簡直是我人生中的一大挑戰，不僅需閱讀上百篇英文期刊，甚至需要長達一至兩小時與老師的討論會議，都是一再的挑戰我專注力的極限。

　　不能說小時候的這些靜態的才藝課程對我的專注能力沒有幫助，因為這些課程如果以我現在的觀點看來，大部分都是屬於較高層次的手眼協調能力及空間位置概念（如：鋼琴、書法等）；但孩子低階的視知覺能力尚且不足，就要求他完成這些高階能力的訓練，根本就是讓他處在水深火熱的學習環境中。

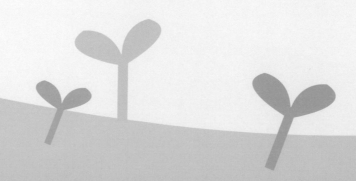

解決的方法，其實很簡單，就是依照人類發展的簡單原理，高階的功能必須建立於低階功能的基礎上，而這也是我設計這些遊戲的最終目的。

　　本書內的所有遊戲，都是我和宜男（本書另一之作者）在多年之間內不斷地討論及修改之後的成果，最重要的是，參與我們視知覺活動的孩子們，沒有他們熱情的參與，我們無法從中得知如何準確地針對孩子在視覺認知上的不足來修改我們的題目。

　　其次，要感謝的是工作上的夥伴，尤其是彰基復健科魏大森主任及職能治療吳金龍組長，您們不間斷地支持視覺認知團體的進行，都是促進本書完成的動力。另外，也必須感謝我的父母及家人，從小到大這樣積極地栽培我，讓一個過動兒有今天的成就，最後要感謝的是我的女朋友，沒有她每天陪我挑燈夜戰，這本書是沒有辦法順利完成，期待您們能與孩子樂在其中地玩及享受這些遊戲。

劉奇鑫

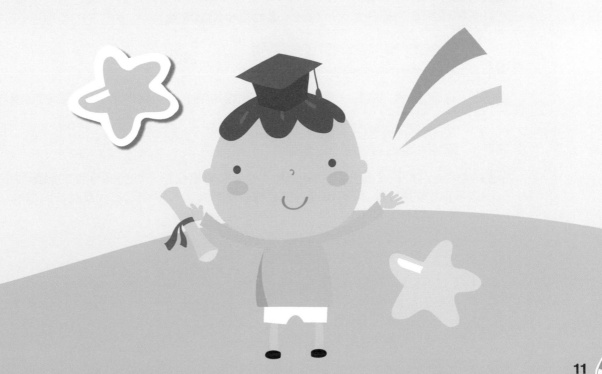

目錄

 Part **1** 順序遊戲 ·················· P.15 ～ 44

 為什麼需要這個能力？

建立有順序的閱讀習慣，可以幫助孩子更有效率地獲得書中的知識，這個習慣的養成通常需要累積相當的經驗才可以達成，最好從小開始培養。

 玩遊戲可以改善什麼？

讓孩子可以將注意力放在水平或是垂直的閱讀規則上，並熟悉水平及垂直的閱讀方式。

 怎麼玩單元 1？

遊戲內包含了水平或是垂直的輔助線，可自然地指引孩子執行順序性的閱讀習慣；而每一小題最前方的框框，則可以達到自我提醒的功效，可避免漏行或是跳行的情形。

Part 2 找重點遊戲 ············ P.45 ～ 70

 為什麼需要這個能力？

老師常在課堂中會要求孩子將課本內重要的詞彙圈選出來當作回家作業，這個時候必須依靠有效的搜尋方式，才能順利且有效率地找到老師所念的詞彙。

 玩遊戲可以改善什麼？

借助簡單的紙筆遊戲，透過多次反覆的練習，很容易就可以幫孩子培養出有效率的搜尋技巧。

 怎麼玩單元 2 ？

遊戲中模擬生活中簡單的活動，讓孩子練習應用之前所學到的搜尋技巧，部分活動少了自我確認的小框框，家長可以鼓勵孩子自行執行確認的動作。反覆練習後，不管閱讀或是寫作都變得更有效率！

Part 3 視知覺與閱讀遊戲 P.71 ～ 86

 為什麼需要這個能力？

閱讀書報時常有圖文穿插的「文繞圖」情形，閱讀這樣的文章需要慢速及快速的追視能力相配合，透過練習及輔助方法，才能降低跳行的發生率。

 玩遊戲可以改善什麼？

將使用「尺」的基本技巧融入遊戲當中，可訓練手眼協調的能力，並藉由尺的幫助克服「文繞圖」的編輯方式，減少跳行的狀況，增加孩子對於文章的理解。

 怎麼玩單元 3 ？

本單元設計了許多「文繞圖」的遊戲，家長可以試著讓孩子先用尺把跨過圖片的文字劃上記號，日後孩子遇到「文繞圖」的情形自然就會使用工具或是手勢來降低錯誤的產生。

Part 4 閱讀與抄寫遊戲

為什麼需要這個能力？

學校課業中有許多機會是需要用到水平或是垂直追視技巧的，像是數學或是社會科學中的曲線圖，訓練孩子畫出正確的輔助線，就可以讓孩子輕輕鬆鬆看懂圖表。

玩遊戲可以改善什麼？

經過遊戲訓練之後，孩子可以依照不同的狀況畫出適當的輔助線，減少錯誤或是粗心大意的情形發生。

怎麼玩單元 4 ？

本單元設計了許多常見的圖表如：長條圖、圓餅圖、及雷達圖等，增加孩子閱讀圖表的經驗。

Part 5 生活應用遊戲

為什麼需要這個能力？

日常生活及學校生活裡有許多的機會會使用到基本的追視技巧，例如尺規的使用及尋找車票上的位置都需要追視的技巧，練習過後，可以幫助孩子充滿信心的面對生活挑戰。

玩遊戲可以改善什麼？

本單元幫助孩子將所學的技巧先應用於單純的二度空間平面，待熟練之後再將這些技巧實際應用於日常生活的場景中，日後實際遇到時才可以從容不迫的面對及處理。

怎麼玩單元 5 ？

利用平面的紙筆活動來模擬日常生活中需使用追視技巧的事物，並將前幾單元裡所學到的技巧融合應用於此單元活動中，方便孩子應用。

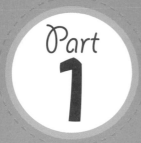

Part 1 順序遊戲

 遊戲的助益：

建立一個有順序的閱讀習慣可以幫助孩子更有效率地獲得書中的知識，大部分人的閱讀習慣都是由上而下或是由左而右來進行，這個習慣的養成通常需要累積相當的經驗才可以達成。

研究指出，規則性的閱讀習慣可以幫助孩子在最短的時間裡獲取大量的知識，大多數學習障礙的孩子就是缺乏此技巧，導致他們在閱讀時重複或忽略書中的某些文字，讓他們花了很多時間在閱讀上，卻無法和其他孩子吸收相同的知識。順序性的閱讀習慣必須從小開始培養，初期還必須輔以肢體的協助來幫助孩子執行平順的眼球運動。

遊戲玩法：

本單元的活動中，大部分的活動包含了水平或是垂直的輔助線，如此可以自然而然地指引孩子執行順序性的閱讀習慣，如果是年紀較小的孩子，家長可以教導孩子使用左手順著輔助線的方向移動，藉由手來引導孩子的眼球運動。

每一小題的最前方的框框，可以讓孩子在完成每一行之後做一個確認的動作，避免漏行或是跳行的情形發生，自我提醒的習慣如果可以養成，日後發生漏行的機率一定可以大大降低。

本單元的活動佔了本書內容三分之一以上，且活動本身難度較低，目的為讓孩子可以將注意力放在水平或是垂直的閱讀規則上，待基礎技巧成熟之後，遇到較為複雜的題目必能駕輕就熟。

順序遊戲

1-1 擦油漆

難易度

遊戲方法
小朋友,請你開車沿著馬路走,由左至右檢查馬路邊的每一間房子,檢視房子裡有哪些地方忘記漆上油漆,請你用色鉛筆幫忙塗上!

題目區

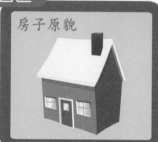
房子原貌

遊戲區

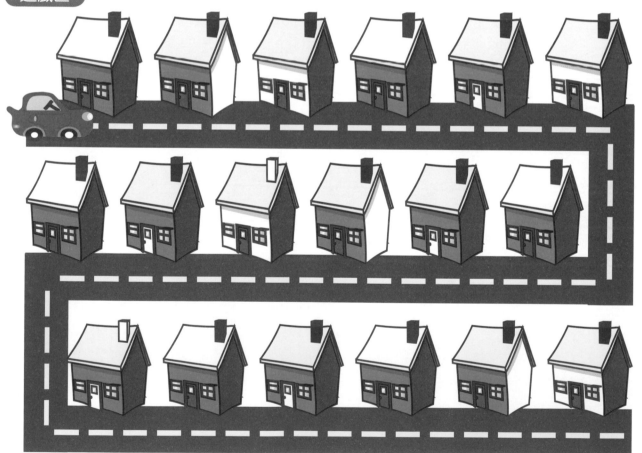

順序 遊戲

1-2
尋寶
（垂直——基礎訓練）

難易度

遊戲方法
小朋友，請你以色鉛筆由上而下，由左至右將每一行裡的長方形塗上顏色。一行塗完之後，請在最上方的正方形裡打勾，再進行第二行。

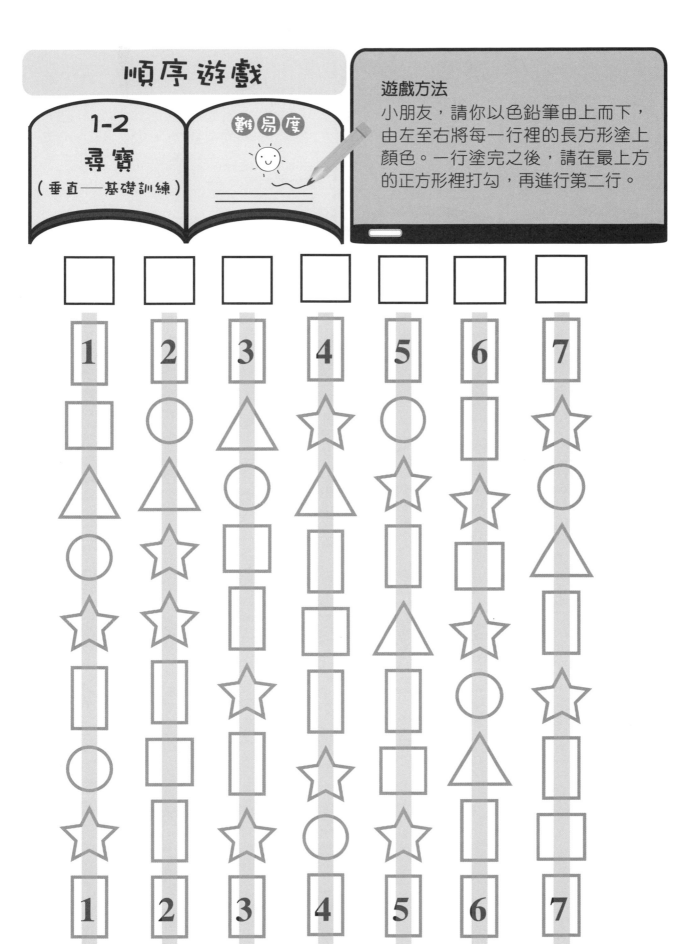

順序遊戲

1-3 尋寶 (水平——基礎訓練)

難易度

遊戲方法
小朋友，請你以色鉛筆由左而右，將第一列裡的長方形塗上顏色。塗完一列之後，請在數字左上方的方形裡打勾，再進行第二列。

專注力小提醒：請小朋友塗完長方形之後，可以再試看看其他的形狀喔！例如，星形或圓形。

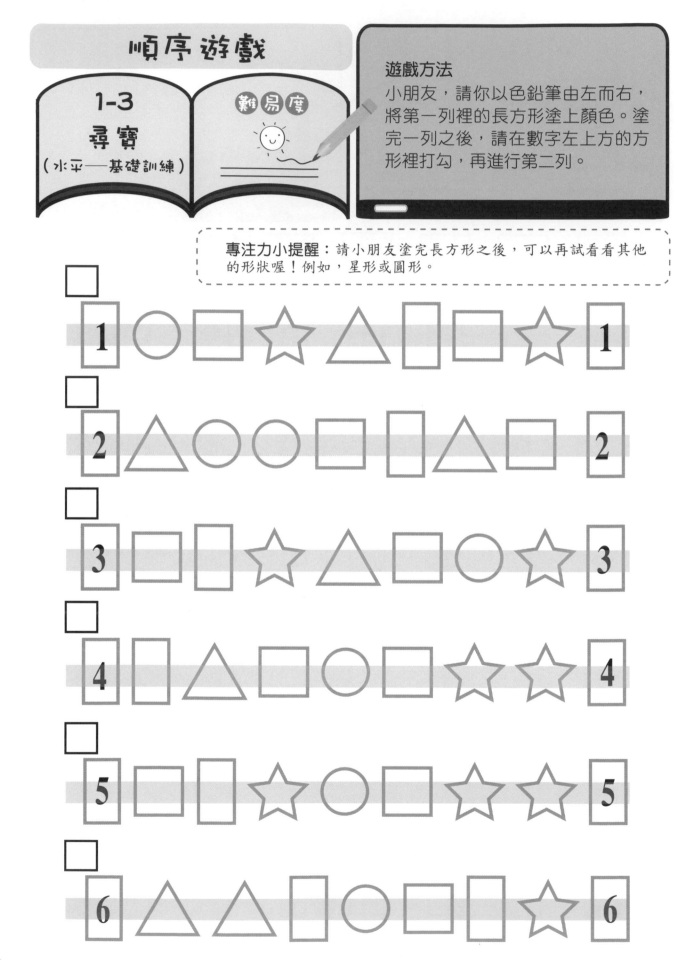

順序遊戲

1-4 尋寶
（水平──進階訓練）

難易度

遊戲方法
小朋友，請你以色鉛筆由左而右，將每一列裡的長方形塗上顏色。塗完一列之後，請在數字左上方的方形裡打勾，再進行第二列。

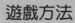

專注力小提醒： 請小朋友塗完長方形之後，可以再試看看其他的形狀喔！例如，星形或圓形。

遊戲方法

小朋友，請用食指從 ★ 處出發，由左至右沿著灰色的線走，並依序以色鉛筆將中間包著灰色糖果的棒棒糖塗上紅色。

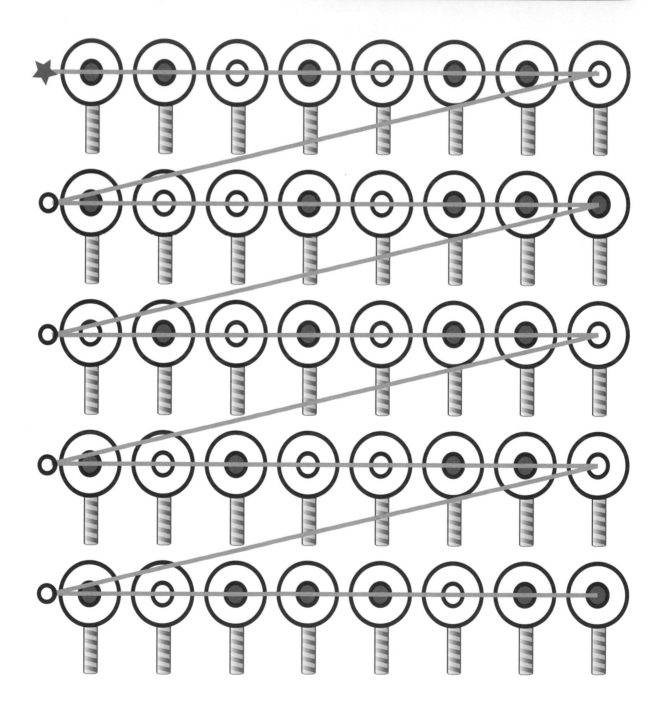

專注力小提醒：在這頁的遊戲裡將灰色的引導線移除，小朋友要自己用食指找到下一行的棒棒糖喔！可檢視小朋友是不是已經建立起閱讀的順序囉！如未建立，可再反覆練習左頁。

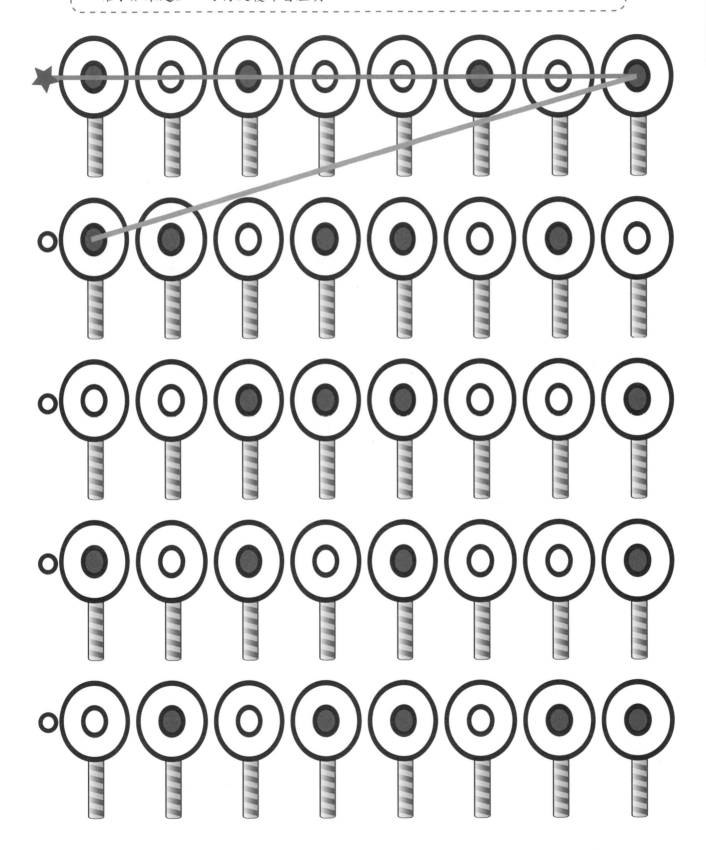

順序遊戲

1-6
尋寶
（垂直──進階訓練）

難易度

遊戲方法
小朋友，請你以色鉛筆由上而下，由左至右將每一行裡的長方形塗上顏色。一行塗完之後，請在最上方的正方形裡打勾，再進行第二行。

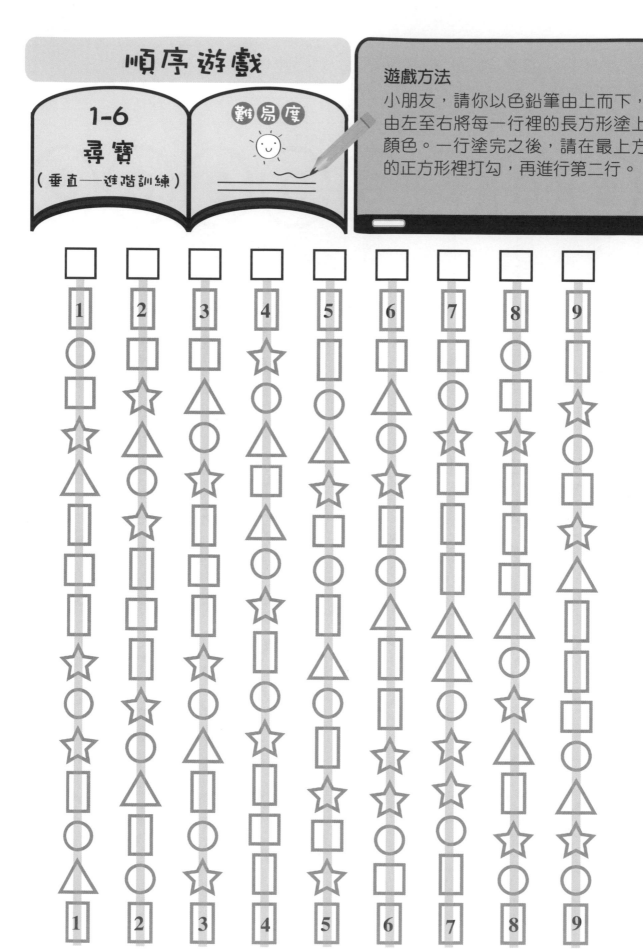

順序遊戲

1-7
填空遊戲

難易度

遊戲方法
小朋友，請以色鉛筆從★處出發，由左至右沿著灰色的線依序在每個空格內補上「〇」或「十」，將不完整的圖形♀補齊；並於每列結束後，在末端的正方形內打勾或塗滿。

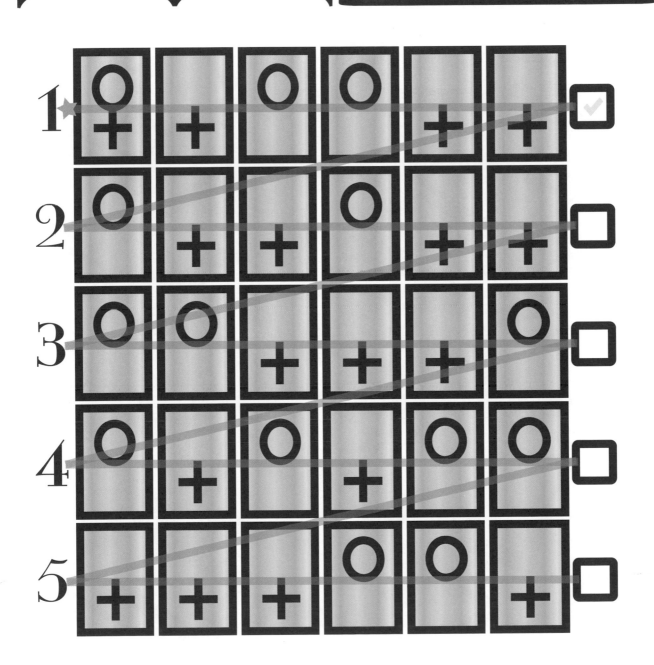

遊戲方法
小朋友，請從火車頭出發，沿著箭頭以黃色→紅色→黃色→紅色的順序以色鉛筆將車廂塗上顏色！

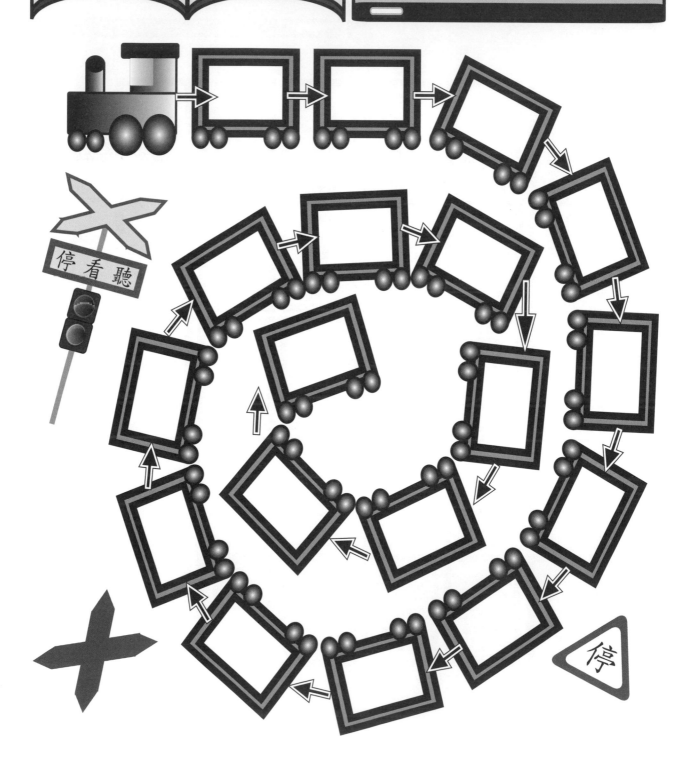

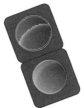

專注力小提醒：

小朋友請注意，這一頁稍微難一點，因為箭頭方向會亂轉，要看仔細再塗上顏色！

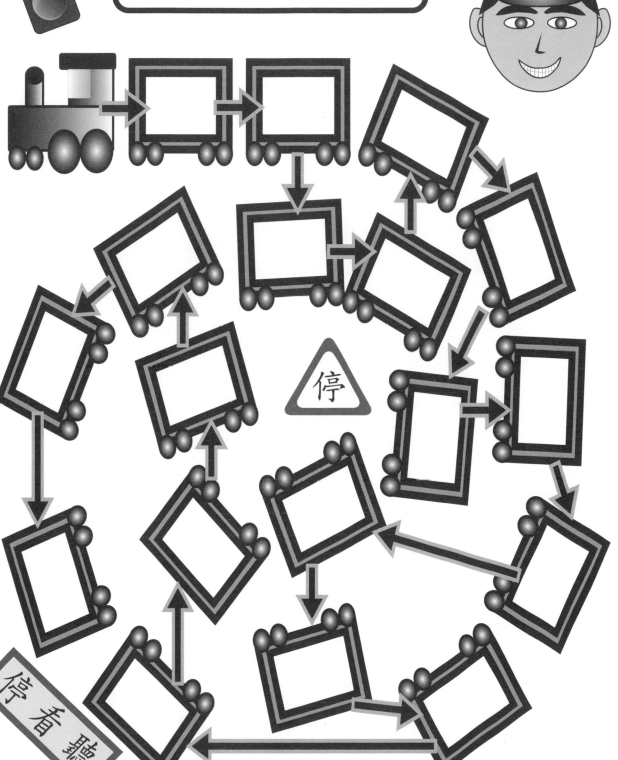

停

停看聽

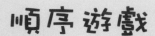

順序遊戲

1-9
塗圈圈
（水平——基礎訓練）

遊戲方法
小朋友，請你以色鉛筆由左至右，由上至下，將小圈圈塗上顏色，一列塗完之後，請在左上方的正方形裡打勾，再進行第二列。

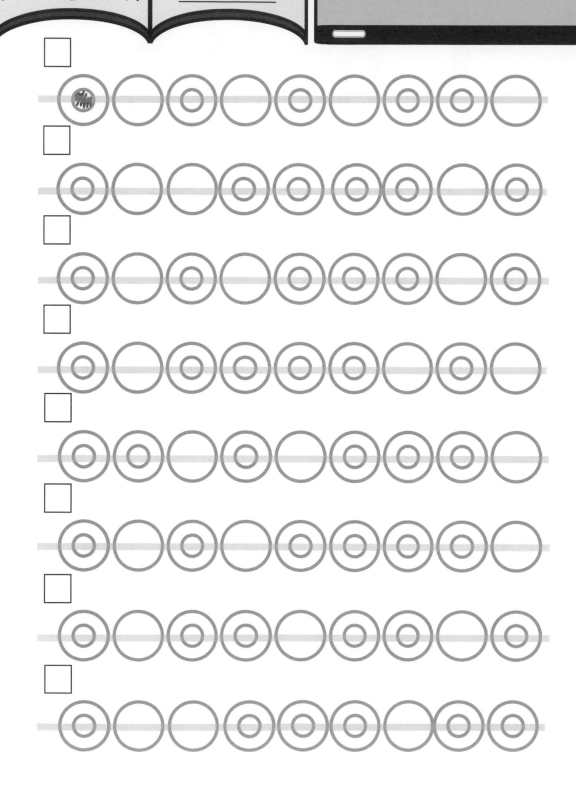

順序遊戲

1-10 塗圈圈
（水平——進階訓練）

難易度

Part
1

順序遊戲

遊戲方法
小朋友，請你以色鉛筆由左至右，由上至下，將小圈圈塗上顏色，一列塗完之後，請在左上方的正方形裡打勾，再進行第二列。

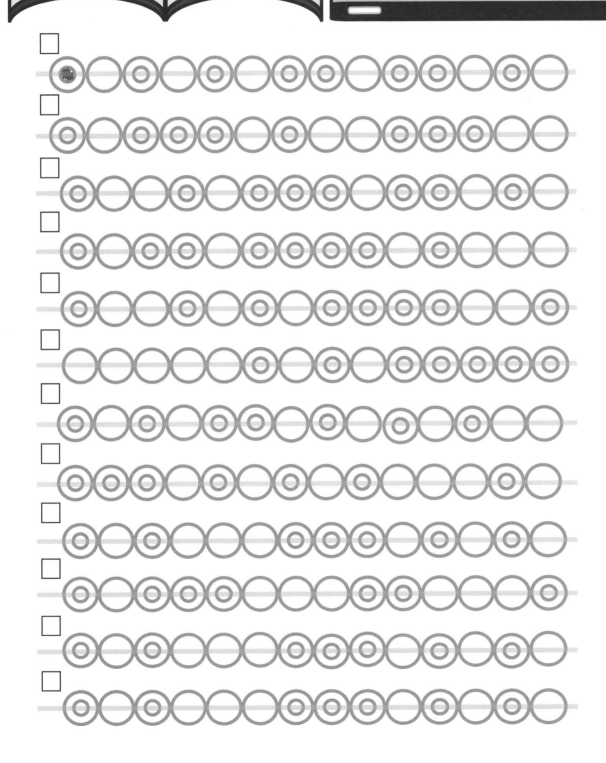

順序遊戲

1-11 塗圈圈
（垂直──基礎訓練）

難易度

遊戲方法
小朋友，請你以色鉛筆由上至下，由左至右，將小圈圈塗上顏色，一行塗完之後，請在上方的正方形打勾，再進行第二行。

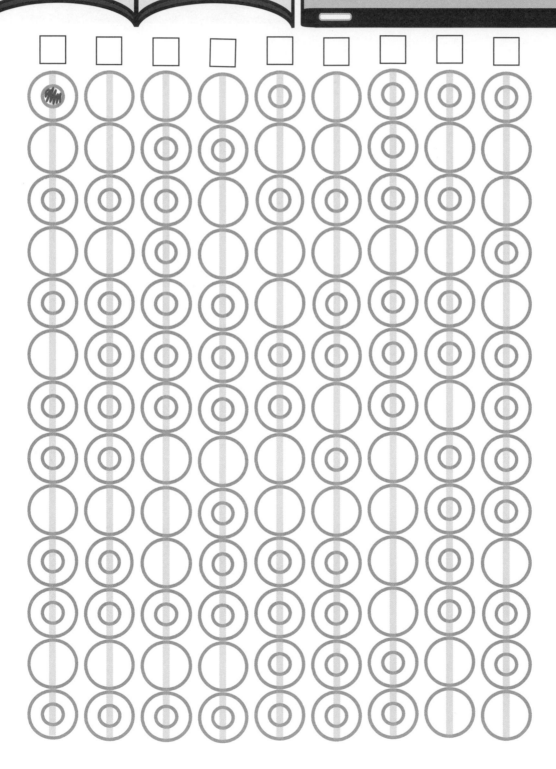

順序遊戲

1-12 塗圈圈
（垂直—進階訓練）

難易度

遊戲方法
小朋友，請你以色鉛筆由上至下，由左至右，將小圈圈塗上顏色，一行塗完之後，請在上方的正方形打勾，再進行第二行。

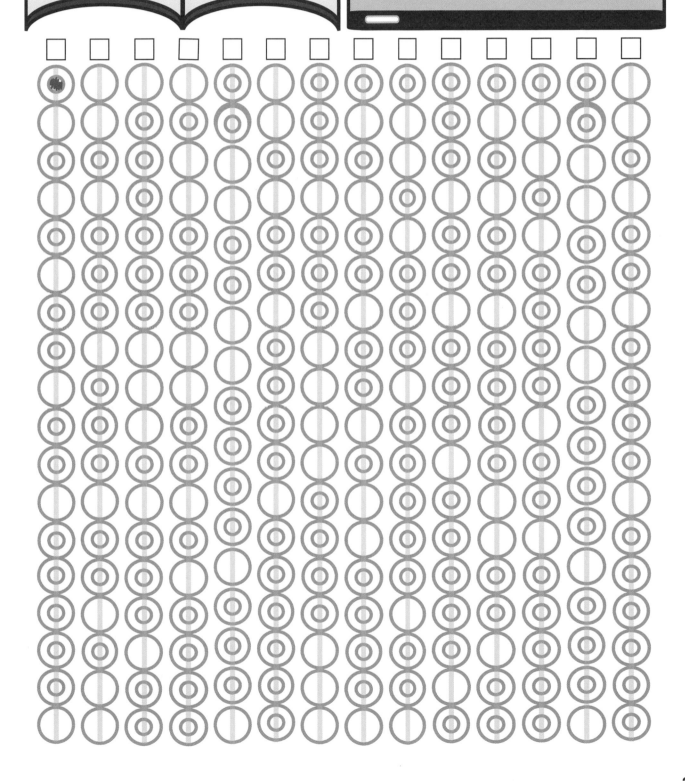

遊戲方法
小朋友，請從 ★ 出發，用色鉛筆沿著灰色的線，沿途在 △ 內打勾或塗著顏色。

挑戰1

挑戰2

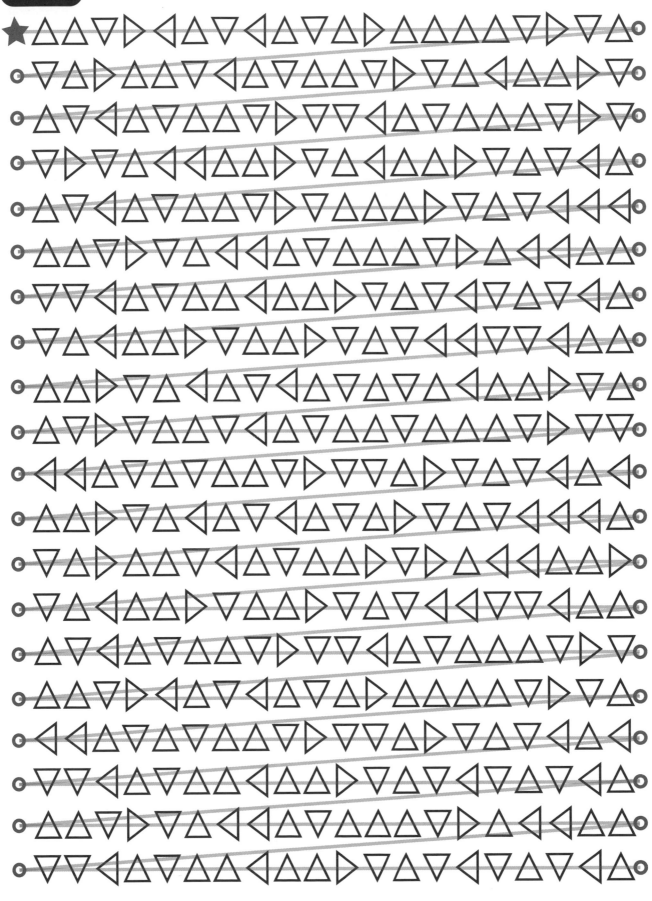

順序遊戲

1-14
找數字
（水平——基礎訓練）

難易度

遊戲方法
小朋友，請你以色鉛筆由左而右，
由上至下，將數字底下的圈圈塗滿。

專注力小提醒：小朋友，也可以接著找
注音符號或是英文字母喔！

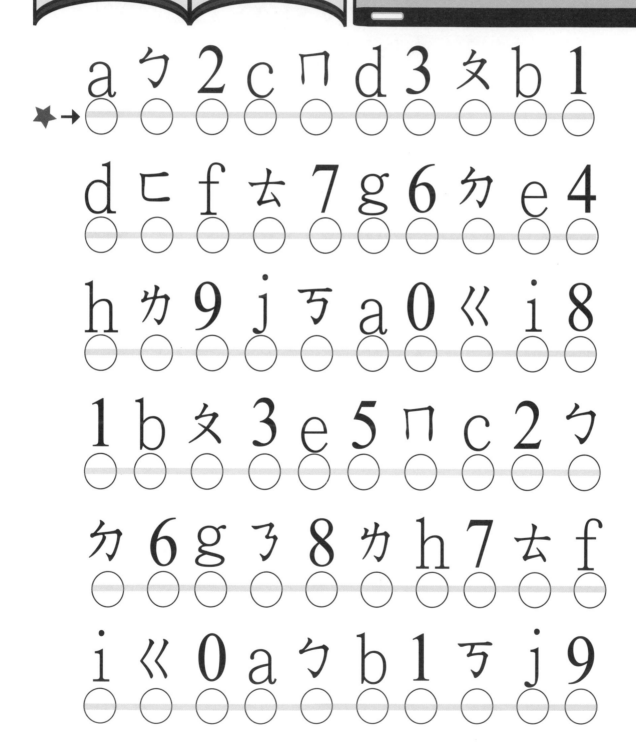

順序遊戲

1-15 找數字
（水平──進階訓練）

難易度

遊戲方法
小朋友，請你以色鉛筆由左而右，由上至下，將數字底下的圈圈塗滿。

專注力小提醒：小朋友，也可以接著找注音符號或是英文字母喔！

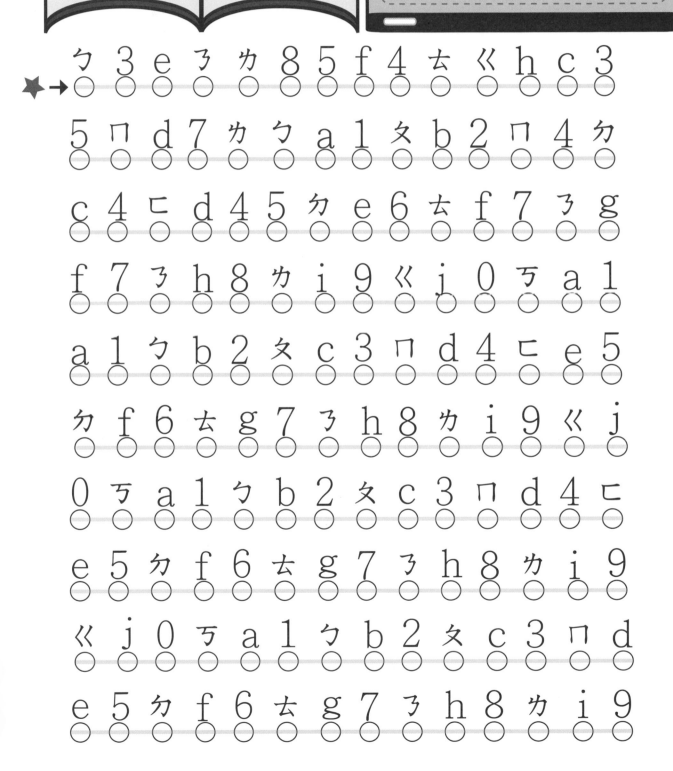

★→ ㄅ 3 e ㄋ ㄌ 8 5 f 4 ㄊ ㄍ h c 3
○ ○ ○ ○ ○ ○ ○ ○ ○ ○ ○ ○ ○ ○

5 ㄇ d 7 ㄌ ㄅ a 1 ㄆ b 2 ㄇ 4 ㄌ
○ ○ ○ ○ ○ ○ ○ ○ ○ ○ ○ ○ ○ ○

c 4 ㄈ d 4 5 ㄅ e 6 ㄊ f 7 ㄋ g
○ ○ ○ ○ ○ ○ ○ ○ ○ ○ ○ ○ ○ ○

f 7 ㄋ h 8 ㄌ i 9 ㄍ j 0 ㄎ a 1
○ ○ ○ ○ ○ ○ ○ ○ ○ ○ ○ ○ ○ ○

a 1 ㄅ b 2 ㄆ c 3 ㄇ d 4 ㄈ e 5
○ ○ ○ ○ ○ ○ ○ ○ ○ ○ ○ ○ ○ ○

ㄅ f 6 ㄊ g 7 ㄋ h 8 ㄌ i 9 ㄍ j
○ ○ ○ ○ ○ ○ ○ ○ ○ ○ ○ ○ ○ ○

0 ㄎ a 1 ㄅ b 2 ㄆ c 3 ㄇ d 4 ㄈ
○ ○ ○ ○ ○ ○ ○ ○ ○ ○ ○ ○ ○ ○

e 5 ㄅ f 6 ㄊ g 7 ㄋ h 8 ㄌ i 9
○ ○ ○ ○ ○ ○ ○ ○ ○ ○ ○ ○ ○ ○

ㄍ j 0 ㄎ a 1 ㄅ b 2 ㄆ c 3 ㄇ d
○ ○ ○ ○ ○ ○ ○ ○ ○ ○ ○ ○ ○ ○

e 5 ㄅ f 6 ㄊ g 7 ㄋ h 8 ㄌ i 9
○ ○ ○ ○ ○ ○ ○ ○ ○ ○ ○ ○ ○ ○

順序遊戲

1-16
找數字
（垂直—基礎訓練）

難易度

遊戲方法
小朋友，請你以色鉛筆由上而下，由左至右，將數字底下的圈圈塗滿。

專注力小提醒：小朋友，也可以接著找注音符號或是英文字母喔！

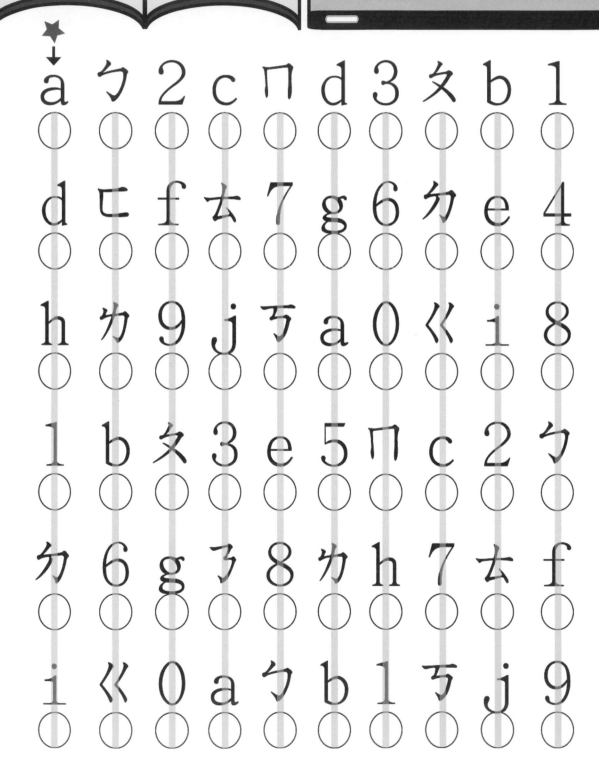

a	ㄅ	2	c	ㄇ	d	3	ㄆ	b	1
○	○	○	○	○	○	○	○	○	○
d	ㄈ	f	ㄊ	7	g	6	ㄌ	e	4
○	○	○	○	○	○	○	○	○	○
h	ㄉ	9	j	ㄎ	a	0	ㄍ	i	8
○	○	○	○	○	○	○	○	○	○
1	b	ㄆ	3	e	5	ㄇ	c	2	ㄅ
○	○	○	○	○	○	○	○	○	○
ㄅ	6	g	ㄋ	8	ㄌ	h	7	ㄊ	f
○	○	○	○	○	○	○	○	○	○
i	ㄍ	0	a	ㄅ	b	1	ㄎ	j	9
○	○	○	○	○	○	○	○	○	○

順序遊戲

1-17
找數字
（垂直——進階訓練）

難易度

遊戲方法
小朋友，請你以色鉛筆由上而下，由左至右，將數字底下的圈圈塗滿。

專注力小提醒：小朋友，也可以接著找注音符號或是英文字母喔！

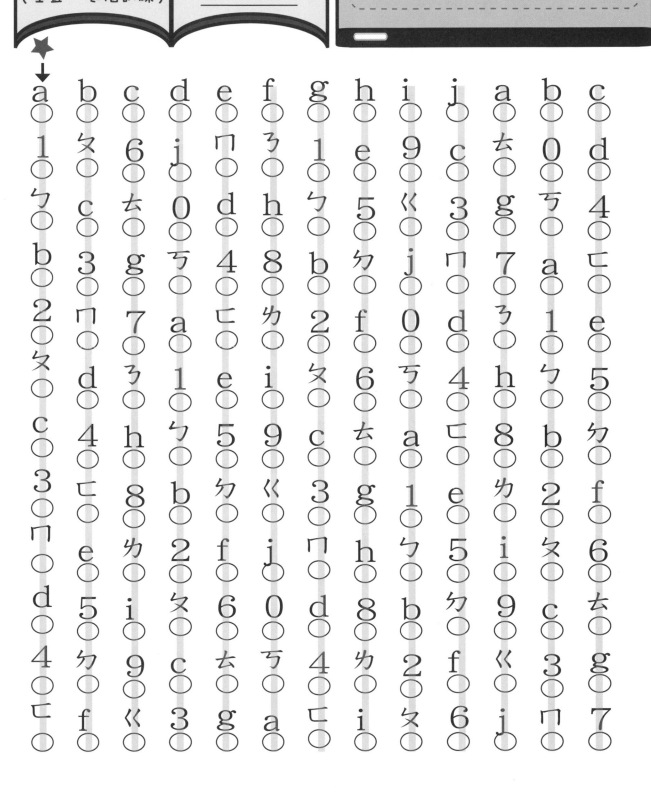

順序遊戲

1-18
找夥伴
(水平——基礎訓練)

難易度

遊戲方法
小朋友，請你由左至右，由上至下，每三個一數，以色鉛筆畫圈圈，將每一組數圈圍出來；一列圈完之後，再進行第二列。

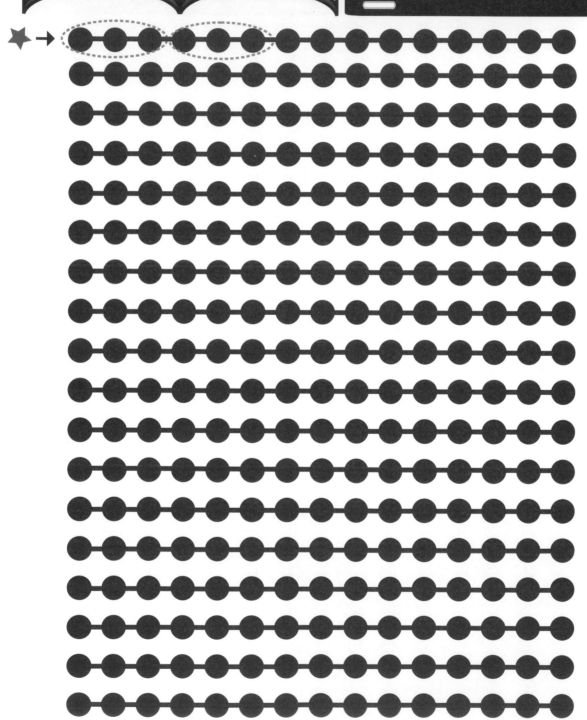

順序遊戲

1-19
找夥伴
（水平──進階訓練）

難易度

遊戲方法
小朋友，請你由左而右，由上至下，
依照每三、二、一個一數，以色鉛
筆畫圈圈，將每一組數圈圍出來；
一圈塗完之後，再進行第二列。

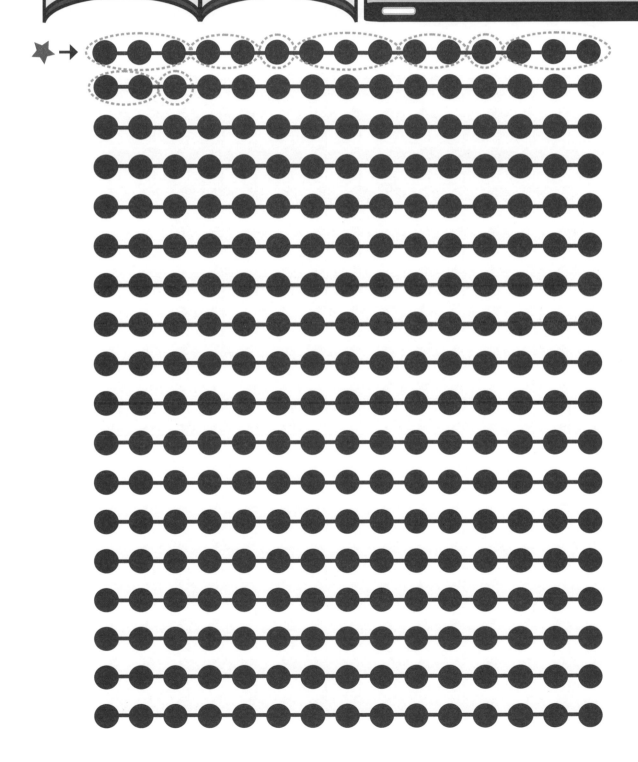

順序遊戲

1-20
找夥伴
(垂直──基礎訓練)

難易度

遊戲方法
小朋友，請你由上至下，由左至右，每三個一數，以色鉛筆畫圈圈，將每一組數圈圍出來；一行圈完之後，再進行第二行。

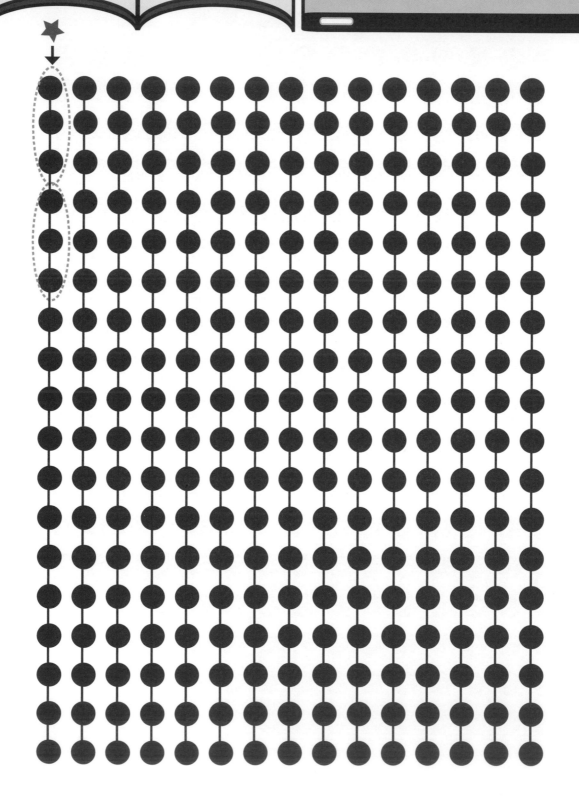

順序遊戲

1-21
找夥伴
（垂直——進階訓練）

難易度

遊戲方法
小朋友，請你由上而下，由左至右，依照每3、2、1個一數，以色鉛筆畫圈圈，將每一組數圈圍出來；一行圈完之後，再進行第二行。

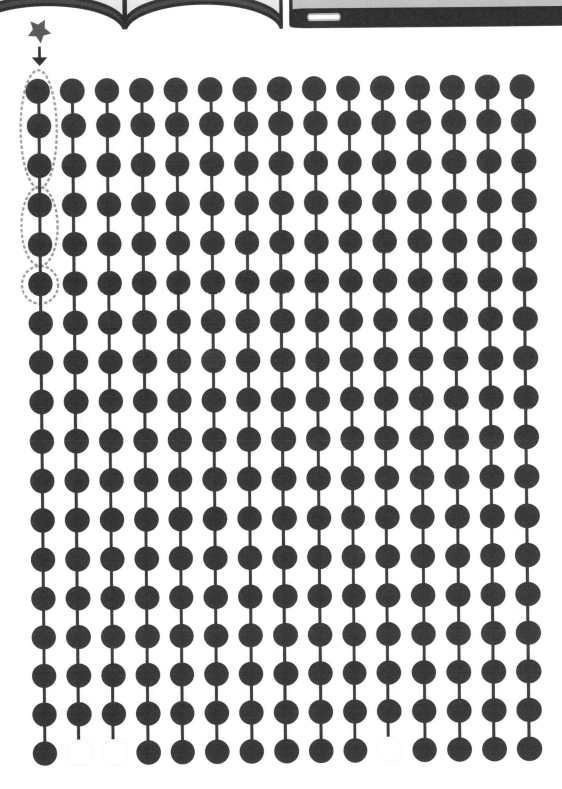

順序遊戲

1-22 射箭
(水平—基礎訓練)

難易度

遊戲方法
小朋友，請你由左至右，由上至下，以色鉛筆將含有向左箭頭←的方框，塗上你喜歡的顏色。

專注力小提醒：小朋友，也可以試試看其他方向的喔！例如向上或向下。

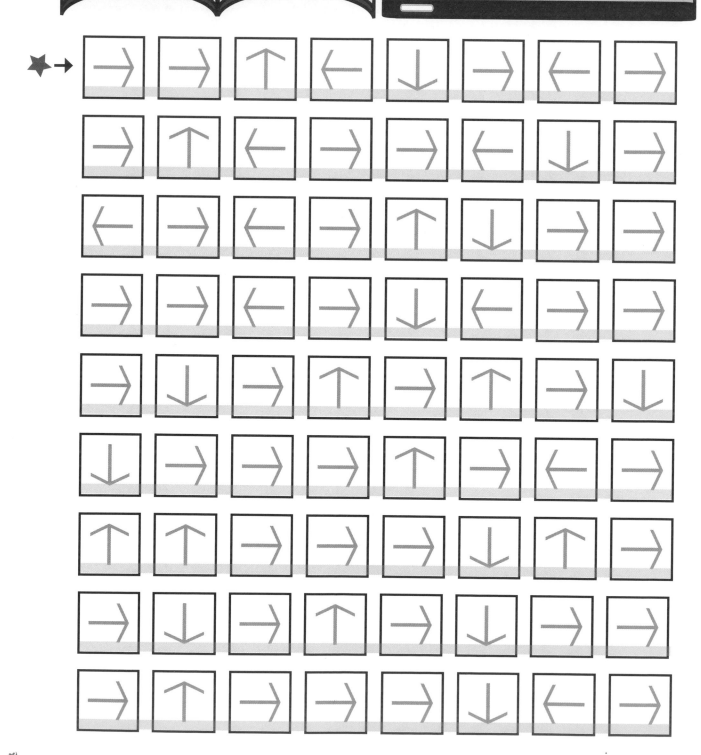

順序遊戲

1-23 射箭
（垂直──基礎訓練）

難易度

遊戲方法

小朋友，請你由上至下，由左至右，以色鉛筆將含有向左箭頭←的方框，塗上你喜歡的顏色。

專注力小提醒：小朋友，也可以試試看其他方向的喔！例如向上或向下。

→	→	↑	←	↓	→	←	→
→	↑	←	→	→	←	↓	→
←	→	←	→	↑	↓	→	→
→	→	←	→	↓	←	→	→
→	↓	↑	→	↑	→	↑	↓
↓	→	↑	→	↑	→	←	→
↑	↑	→	→	↓	↑	↑	→
→	↓	↑	→	↓	→	→	→
→	↑	→	→	→	↓	←	→

順序遊戲

1-24
射箭
（水平─進階訓練）

難易度

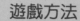

遊戲方法

小朋友，請你由左至右，由上至下，以色鉛筆將含有向右箭頭→的方框，塗上你喜歡的顏色。

專注力小提醒：小朋友，也可以試試看其他方向的喔！例如向上或向下。

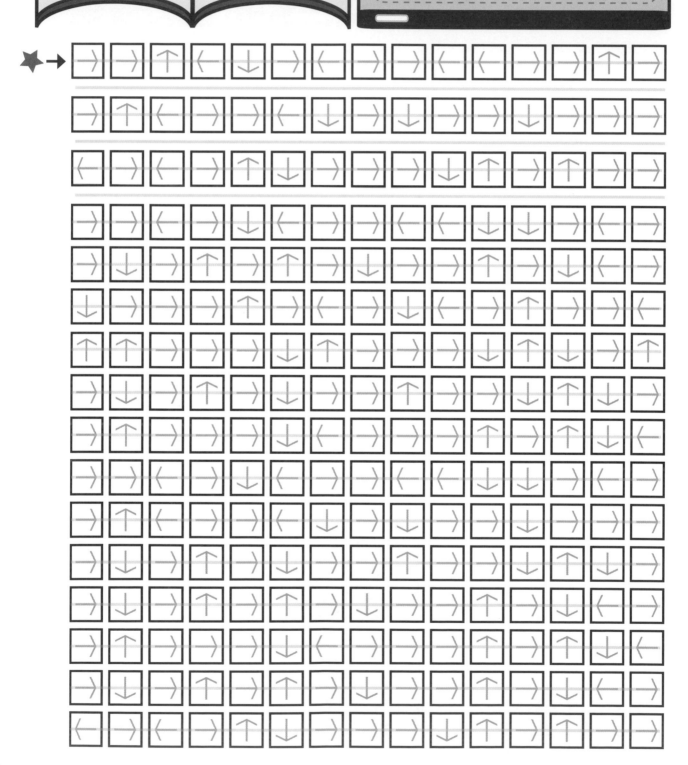

順序遊戲

1-25
射箭
（垂直──進階訓練）

難易度

遊戲方法

小朋友，請你由上至下，由左至右，以色鉛筆將含有向右箭頭→的方框，塗上你喜歡的顏色。

專注力小提醒：小朋友，也可以試試看其他方向的喔！例如向上或向下。

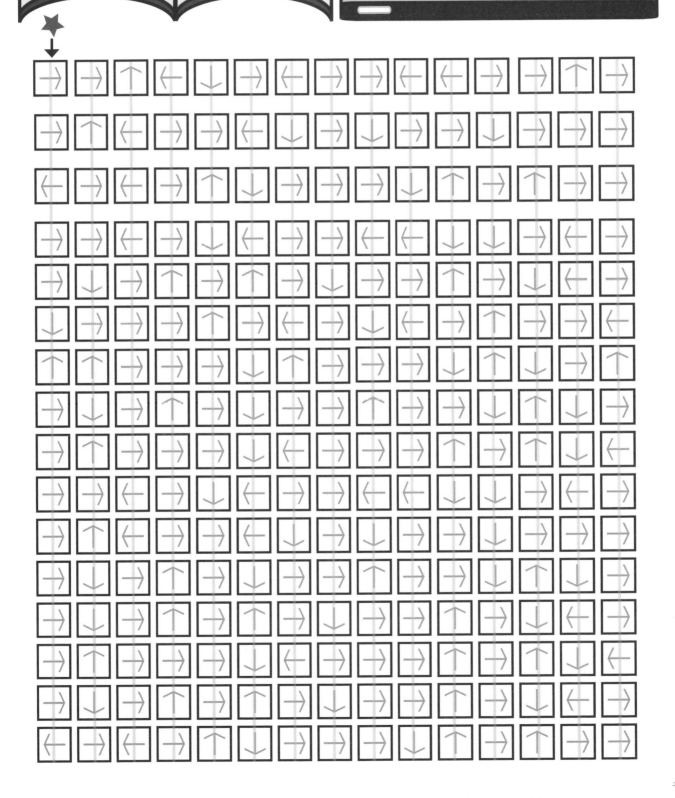

專注力筆記

Part 2 找重點遊戲

遊戲目標：在有順序的閱讀方式下找重點

 遊戲的助益：

　　老師常在課堂中會要求孩子將課本內重要的詞彙圈選出來當作回家作業，這個時候必須依靠有效的搜尋方式才能順利且有效率地找到老師所念的詞彙。課堂上不難發現，有些孩子可以在很短的時間內完成老師的要求，但少部分的孩子卻必須在下課後跟其他同學借課本來抄寫。

　　如此一來，這類型的孩子下課後就無法擁有自己的下課時間，長期下來可能會對學校課程失去興趣，其實只要借助簡單的紙筆遊戲，透過多次反覆的練習，很容易就可以幫孩子培養出有效率的搜尋技巧。

 遊戲玩法：

　　當孩子玩完〔單元一〕，熟悉水平及垂直的閱讀方式之後，接下來的重點就是讓孩子應用到日常生活當中，所以本單元模擬了幾個生活中簡單的遊戲，來讓孩子應用之前所學到的技巧，部分遊戲少了先前的小框框來讓孩子作自我確認的動作，這時家長可以鼓勵孩子在完成每一行的時候自行執行確認的動作。反覆練習此技巧，日後不管閱讀或是寫作都可以變得更有效率了！

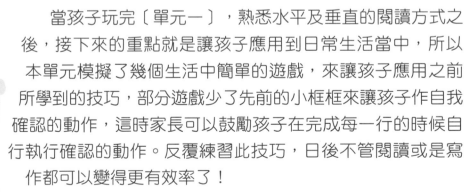

找重點遊戲

2-1 記事本

難易度

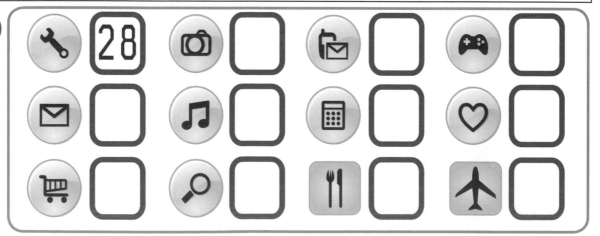

遊戲方法

小朋友請請從「★」出發，沿著灰線，先在上方的題目區，找出有標示符號的日期，並以色鉛筆在下方的遊戲區的方格內填寫上日期。

題目區

專注力小提醒：小朋友，玩遊戲時請務必依照順序由左至右、由上至下逐一搜尋；可用筆沿著灰線尋找較不易漏掉。

星期一	星期二	星期三	星期四	星期五	星期六	星期日
★	1	2	3	4	5	6
7	8	9	10	11	12	13
14	15	16	17	18	19	20
21	22	23	24	25	26	27
28	29	30	31			

2012.05 May

遊戲區

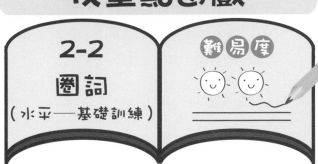

找重點遊戲

2-2 圈詞
(水平——基礎訓練)

難易度

遊戲方法
小朋友，來畫重點囉！請拿出你的螢光筆，將畫灰線部分的字，以螢光筆畫橫線，標上重要記號！

★→視覺專注力遊戲在家輕鬆玩作者劉奇鑫陳宜男視覺區辨能力視覺記憶能力前景背景區辨能力視覺完形能力順序記憶能力視覺空間關係物體恆常都是很重要的基本能力學習任何事物都必須具備這些基本能力才能達到事半功倍的效果所以從小就必須開始訓練把這一本買回家一定沒有錯讚讚讚如果覺得不錯請上臉書分享按讚

專注力小提醒：小朋友，畫完之後，也可以試著拿一張白紙，將剛剛畫的重點抄下來。

遊戲方法

小朋友，來畫重點囉！請拿出你的螢光筆，將畫灰線部分的字，以螢光筆畫橫線，標上重要記號！

專注力小提醒：小朋友，也可以試著拿一張白紙，將剛剛畫的重點抄下來。

✦→ 視覺專注力遊戲在家輕鬆玩作者劉奇鑫陳宜男視覺區辨能力視覺記憶能力前景背景區辨能力視覺完形能力順序記憶能力視覺空間關係物體恆常都是很重要的基本能力學習任何事物都必須具備這些基本能力才能達到事半功倍的效果所以從小就必須開始訓練把這一本買回家一定沒有錯讚讚讚如果覺得不錯請上臉書分享按讚各大書局及網路書店均有販售視覺專注力遊戲在家輕鬆玩作者劉奇鑫陳宜男視覺區辨能力視覺記憶能力前景背景區辨能力視覺完形能力順序記憶能力視覺空間關係物體恆常都是很重要的基本能力學習任何事物都必須具備這些基本能力才能達到事半功倍的效果所以從小就必須開始訓練把這一本買回家一定沒有錯讚讚讚如果覺得不錯請上臉書分享按讚各大書局及網路書店均有販售視覺專注力遊戲在家輕鬆玩作者劉奇鑫陳宜男視覺區辨能力視覺記憶能力前景背景區能力

找重點遊戲

2-4 圈詞（垂直——基礎訓練）

難 易 度

遊戲方法

小朋友，請拿出你的螢光筆，將畫灰線部分的字，以螢光筆畫直線，標上重要記號！

專注力小提醒：小朋友，也可以試著拿一張白紙，將剛剛畫的重點抄下來。

視覺專注力遊戲在家輕鬆玩作者劉奇鑫

陳宜男視覺區辨能力視覺記憶能力前景

背景區辨能力視覺完形能力順序記憶能

力視覺空間關係物體恆常都是很重要的

基本能力學習任何事物都必須具備這些

基本能力才能達到事半功倍的效果所以

從小就必須開始訓練把這一本買回家一

定沒有錯讚讚讚如果覺得不錯請上臉書

分享按讚各大書局網路書店均有販售讚

找重點遊戲

2-5 圈詞（垂直——進階訓練）

難易度 ☺ ☺

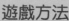

遊戲方法

小朋友，請拿出你的螢光筆，將畫灰線部分的字，以螢光筆畫直線，標上重要記號！

專注力小提醒：小朋友，也可以試著拿一張白紙，將剛剛畫的重點抄下來。

視覺專注力遊戲在家輕鬆玩作者劉奇鑫陳宜男視覺區辨能力視覺記憶能力前景背景區辨能力視覺完形能力順序記憶能力視覺空間關係物體恆常都是很重要的基本能力學習任何事物都必須具備這些基本能力才能達到事半功倍的效果所以從小就必須開始訓練把這一本買回家一定沒有錯讚讚讚如果覺得不錯請上臉書分享按讚各大書局及網路書店均有販售視覺專注力遊戲在家輕鬆玩作者劉奇鑫陳宜男視覺區辨能力視覺記憶能力前景背景區辨能力視覺完形能力順序記憶能力視覺空間關係物體恆常都是很重要的基本能力學習任何事物都必須具備這些基本能力才能達到事半功倍的效果所以從小就必須開始訓練把這一本買回家一定沒有錯讚讚讚如果覺得不錯請上臉書分享按讚各大書局及網路書店均有販售視作者劉奇鑫陳宜男視覺能力前景背景能力

找重點遊戲

2-6
好朋友
（水平──基礎訓練）

難 易 度

遊戲方法
小朋友，來練習找重點喔！題目區有兩個方框，框內各有一組圖形，請拿起你的色鉛筆，在下方的遊戲區依序找出每一組圖形後，並在圖形的下方畫線，做上記號。

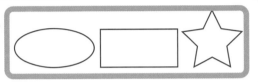

題目區 A.　　　　B.

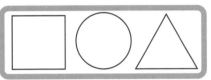

遊戲區

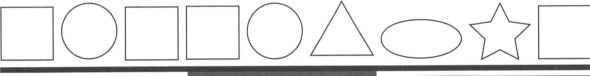

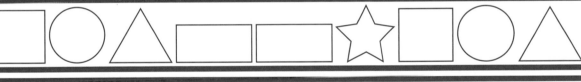

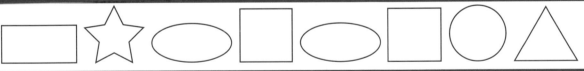

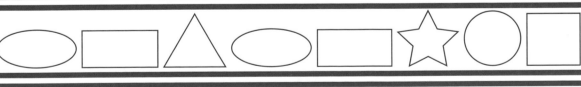

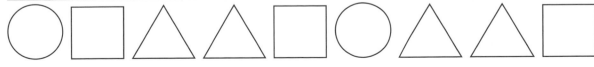

專注力小提醒：小朋友，也可以在題目區的圖形內塗上不同的顏色做記號喔！

51

Part 2 找重點遊戲

找重點遊戲

遊戲方法
小朋友，題目區有三個方框，框內各有一組圖形，請拿起你的色鉛筆，在下方的遊戲區中依序找出每一組圖形，並在圖形的下方畫線，做上記號。

題目區

A. B. C.

遊戲區

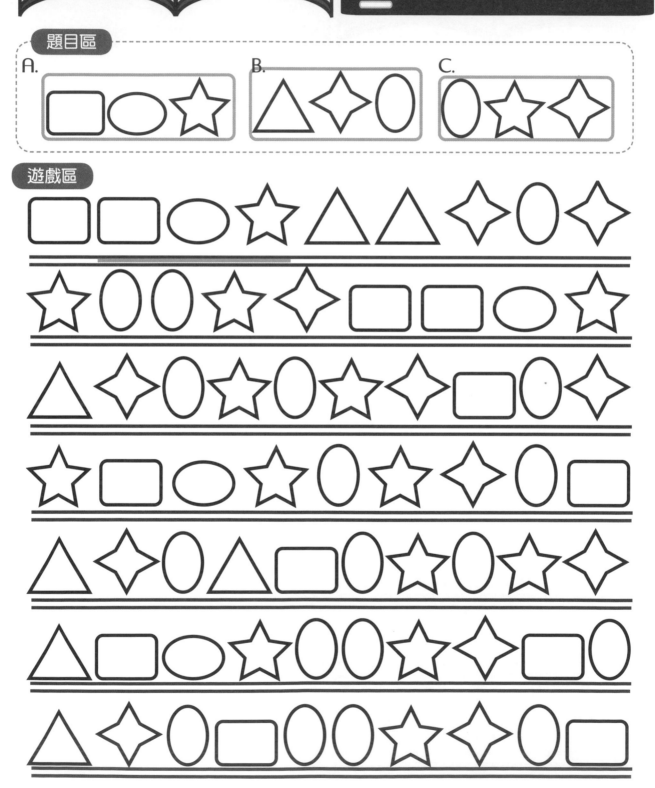

找重點遊戲

2-8 好朋友
（水平──進階❷訓練）

難易度

Part
2
找重點遊戲

遊戲方法
小朋友，題目區有四個方框，框內各有一組圖形，請拿起你的色鉛筆，在下方的遊戲區依序找出每一組圖形，並在圖形的下方畫線，做上記號。

題目區

A. □ － ○ △　B. ○ □ I △　C. ☆ ⬠ △ I　D. ★ □ □ ⬠

遊戲區

專注力小提醒：小朋友，也可以在題目區的圖形內塗上不同的顏色做記號喔！

找重點遊戲

2-9 好朋友
（垂直——進階訓練）

難易度

遊戲方法
小朋友，題目區有三個方框，框內各有一組圖形，請拿起你的色鉛筆，在下方的遊戲區依序找出每一組圖形，並把這組圖形圈起來。

專注力小提醒：小朋友，也可以在圖形內塗上不同的顏色做記號喔！

題目區

A.
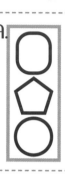

B.
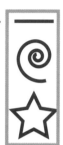

C.
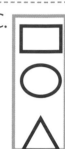

遊戲區

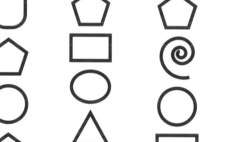

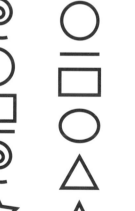

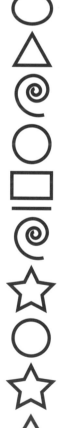

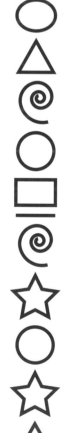

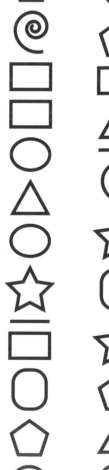

找重點遊戲

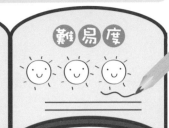

2-10
連連看
(水平—基礎訓練)

難易度

Part
2

找重點遊戲

遊戲方法
·小朋友，你會找數字嗎？請你由左至右，由上往下，依序將數字 1 至 15 找出來，並以色鉛筆將數字圈出來，然後按照順序將數字連起來。

專注力小提醒：小朋友，你可以請爸媽先教你念 1 至 15 的數字喔！

遊戲方法

小朋友，你會找數字嗎？請你由左至右，由上往下，依序將數字 1 至 35 找出來，並以色鉛筆將數字圈出來，然後按照順序將數字連起來。

專注力小提醒：小朋友，你可以請爸媽先教你念 1 至 35 的數字喔！

★ ➡ ○ ○ ○ ① □ ⬡ ☆ ○ ○ ○ ② ⬡ □ ⬡ 3 ○ ○ □ ⬡ □ ○

□ ○ ⬡ 4 ○ ○ ⬡ 5 □ ○ ○ 6 □ ○ ⬡ ○ 7 □ □ ⬡ □

□ ○ □ 8 ○ ○ ⬡ □ ○ 9 ☆ ○ ○ 10 □ □ ○ ○ □ □ ○

⬡ 11 ○ ○ ○ 12 □ ○ □ ○ ○ 13 ☆ ○ ○ ⬡ 14 ○ □ □

○ ⬡ □ 15 □ ○ ○ □ 16 □ ○ ○ ○ 17 ⬡ ⬡ □ ○ □ 18 ⬡

⬡ □ ○ □ 19 ☆ ○ ○ 20 ○ ○ ☆ ○ 21 ☆ ○ ○ 22 ⬡

⬡ □ ○ □ ○ 23 ○ □ ☆ 24 ○ □ ○ □ ○ 25 □ ○ □ ☆

□ ○ □ ○ ☆ ○ 26 ○ □ ○ ○ □ ○ 27 □ ○ ○ ⬡ ☆ ○ 28 □ ⬡

☆ 29 ○ ○ ⬡ □ ⬡ 30 ○ ○ ○ ○ □ 31 □ ○ ⬡ ☆ ○ ○ □ 32 ○ ○

□ ○ ⬡ ☆ ○ ○ 33 ○ ○ □ □ 34 ○ ☆ ○ □ ☆ ⬡ ○ 35 ○ □ □

找重點遊戲

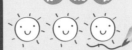
2-12
連連看
（垂直—基礎訓練）

難易度

遊戲方法
小朋友，你會找數字嗎？請你由上至下，由左至右，依序將數字 1 至 7 找出來，並以色鉛筆將數字圈出來，然後按照順序將數字連起來。

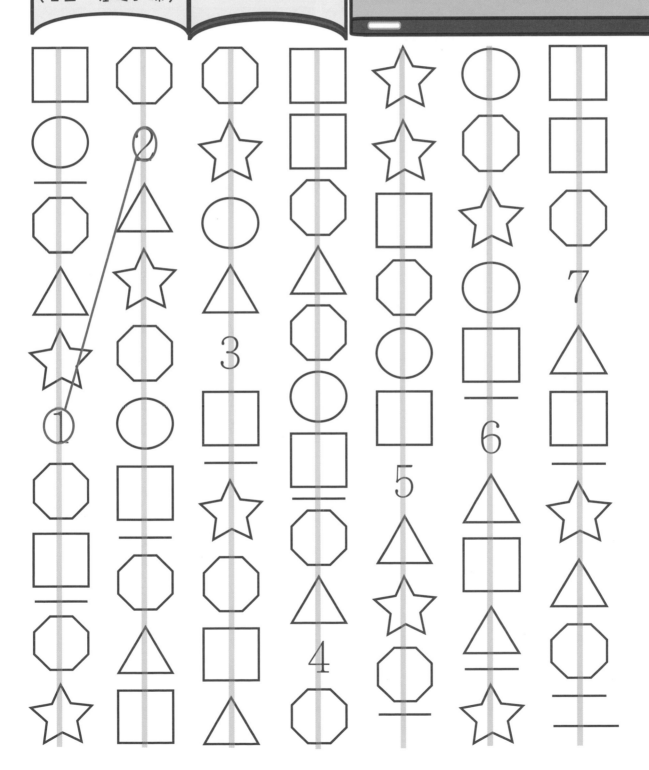

遊戲方法
小朋友，請你以色鉛筆由左至右，由上而下，把「紅色的3」及「綠色的9」圈起來。

專注力小提醒：小朋友，也可以試著找找看「黑色8」及「綠色4」。

★→ 1234567890596544

46857496505089579

38658455750659905

84865421734068 79

83146802973651 23

17301527468369 42

08151346025423 79

50295623170143 84

95039722167443 81

79253672635844 19

找重點遊戲

2-2
大樂透
（垂直──基礎訓練）

難易度

遊戲方法
小朋友，請你以色鉛筆由上至下，由左至右，把「紅色的5」及「綠色的2」圈起來。

專注力小提醒：小朋友，也可以試著找找看「黑色8」及「綠色4」。

```
1 2 3 4 5 6 7 8 9 0 5 9 6 5 4 4
4 6 8 5 7 4 9 6 5 0 5 8 9 5 7 9
3 8 6 5 8 4 5 5 7 5 0 6 5 9 0 5
8 4 8 6 5 4 2 1 7 3 4 0 6 8 7 9
8 3 1 4 6 8 0 2 9 7 3 6 5 1 2 3
1 7 3 0 1 5 2 7 4 6 8 3 6 9 4 2
0 8 1 5 1 3 4 6 0 2 5 4 2 3 7 9
5 0 2 9 5 6 2 3 1 7 0 1 4 3 8 4
9 5 0 3 9 7 2 2 1 6 7 4 4 3 8 1
7 9 2 5 3 6 7 2 6 3 5 8 4 4 1 9
```

找重點遊戲

2-15
大樂透
（水平──進階訓練）

難易度

遊戲方法

小朋友，請你以色鉛筆由左至右，由上而下，把「黑色的1」及「紅色的6」圈起來。

專注力小提醒：小朋友，也可以試著找找看「黑色8」及「綠色4」。

★→ 1 4 3 6 9 8 1 2 7 5 9 1 2 2 8 4 1 9 8 0 3
3 2 1 3 1 8 7 5 6 3 6 9 8 0 3 5 4 8 0 0 1
2 8 7 5 6 3 6 9 8 6 9 6 1 3 8 0 2 5 2 5
4 9 3 4 5 7 8 5 0 2 5 7 8 5 3 5 0 3 8 8
6 2 0 9 6 4 3 2 8 5 9 6 2 7 1 4 3 8 3 6
5 0 6 7 4 8 5 3 1 2 2 5 1 2 6 3 0 8 4 8 4
9 0 6 9 2 1 7 3 5 4 4 2 6 3 0 8 8 2 1 8 2
7 1 7 3 5 4 4 2 6 0 9 6 2 7 1 4 3 8 0 9
8 4 2 6 0 9 2 1 4 8 6 5 1 2 6 3 0 8 8 2 0
0 6 2 7 1 4 9 0 9 6 2 7 1 8 5 8 5 9 2 1 7
6 3 2 8 5 9 2 1 3 2 6 9 8 1 3 1 2 2 9 0 6
8 5 3 1 2 2 9 0 6 3 8 9 1 5 4 9 4 8 6 3 5
5 9 5 9 8 9 6 4 2 3 9 5 1 9 6 5 4 6 1 3 3
4 1 3 2 3 2 7 2 4 4 1 8 5 8 4 8 6 1 5 8
6 2 7 4 4 4 3 9 8 7 6 4 6 6 3 2 3 9 8 3 5
3 4 9 8 7 8 5 1 5 2 4 2 8 7 9 9 8 3 2 1 2
2 3 1 5 2 1 8 9 8 6 8 9 1 2 8 2 8 9 1 5 8

找重點遊戲

2-16
大樂透
（垂直──進階訓練）

難易度

遊戲方法
小朋友，請你以色鉛筆由上至下，由左至右，把「綠色的 3」及「紅色的 7」圈起來。

專注力小提醒：小朋友，也可以試著找找看「黑色 8」及「綠色 4」。

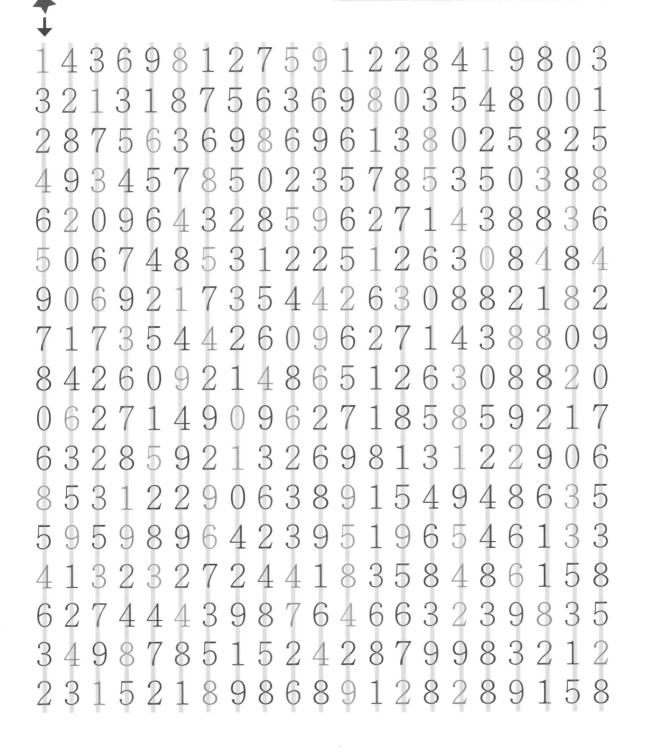

```
1 4 3 6 9 8 1 2 7 5 9 1 2 2 8 4 1 9 8 0 3
3 2 1 3 1 8 7 5 6 3 6 9 8 0 3 5 4 8 0 0 1
2 8 7 5 6 3 6 9 8 6 9 6 1 3 8 0 2 5 8 2 5
4 9 3 4 5 7 8 5 0 2 3 5 7 8 5 3 5 0 3 8 8
6 2 0 9 6 4 3 2 8 5 9 6 2 7 1 4 3 8 8 3 6
5 0 6 7 4 8 5 3 1 2 2 5 1 2 6 3 0 8 4 8 4
9 0 6 9 2 1 7 3 5 4 4 2 6 3 0 8 8 2 1 8 2
7 1 7 3 5 4 4 2 6 0 9 6 2 7 1 4 3 8 8 0 9
8 4 2 6 0 9 2 1 4 8 6 5 1 2 6 3 0 8 8 2 0
0 6 2 7 1 4 9 0 9 6 2 7 1 8 5 8 5 9 2 1 7
6 3 2 8 5 9 2 1 3 2 6 9 8 1 3 1 2 2 9 0 6
8 5 3 1 2 2 9 0 6 3 8 9 1 5 4 9 4 8 6 3 5
5 9 5 9 8 9 6 4 2 3 9 5 1 9 6 5 4 6 1 3 3
4 1 3 2 3 2 7 2 4 4 1 8 3 5 8 4 8 6 1 5 8
6 2 7 4 4 4 3 9 8 7 6 4 6 6 3 2 3 9 8 3 5
3 4 9 8 7 8 5 1 5 2 4 2 8 7 9 8 3 2 1 2 2
2 3 1 5 2 1 8 9 8 6 8 9 1 2 8 2 8 9 1 5 8
```

找重點遊戲

2-17
連連看
（垂直──進階訓練）

難易度

遊戲方法

小朋友，你會找數字嗎？請你由上至下，由左至右，依序將數字1至54找出來，並以色鉛筆將數字圈出來，然後按照順序將數字連起來。

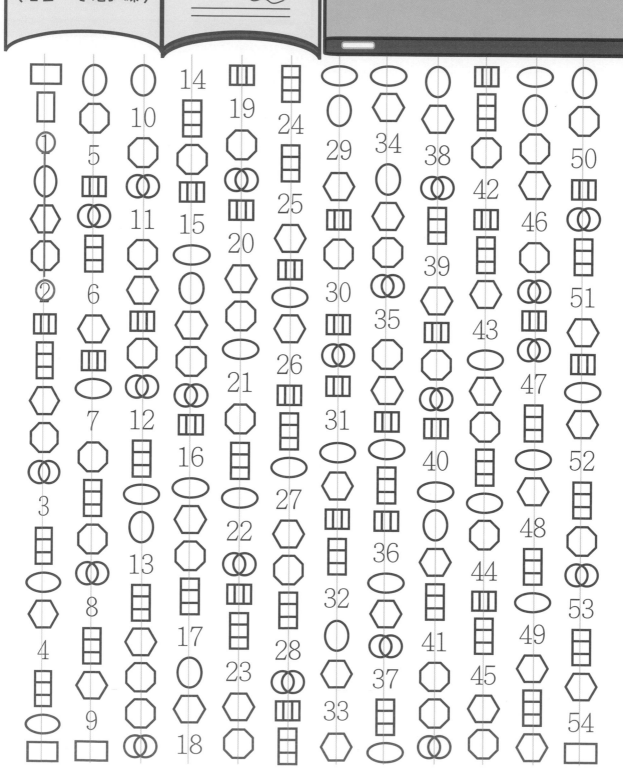

找重點遊戲

2-18
可愛貓熊

難易度

遊戲方法
小朋友，請沿著灰色的線，由左至右，由上至下，以和貓熊眼睛顏色相同的色鉛筆，依序將每隻貓熊喜歡吃的食物圈出來，並數數看每隻貓熊喜歡吃的食物各有幾個？並用鉛筆將數字寫在貓熊下方的方框內。

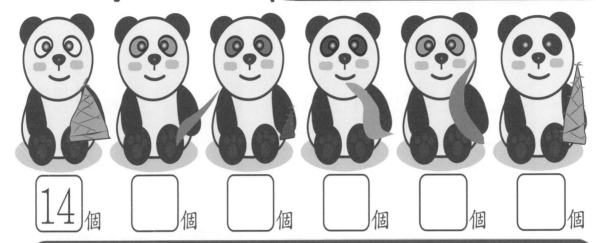

14 個　　□ 個　　□ 個　　□ 個　　□ 個　　□ 個

專注力小提醒：小朋友，假設黃眼睛的貓熊喜歡吃胖的竹筍，那麼你就可以把所有的胖竹筍都用黃色的色鉛筆圈起來，並在下方標記數字。

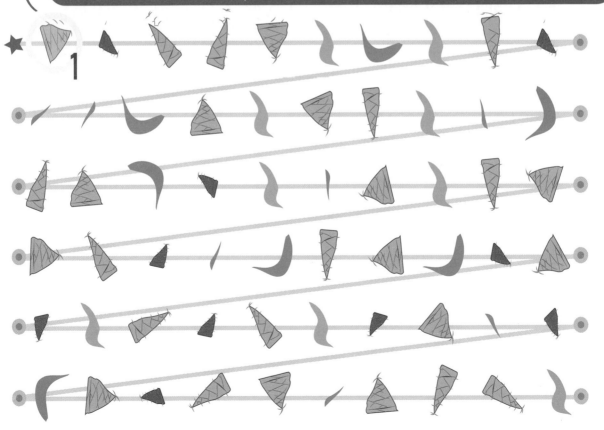

找重點遊戲

2-19
找徽章

難易度

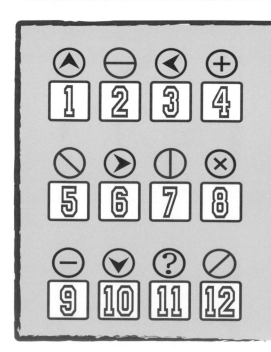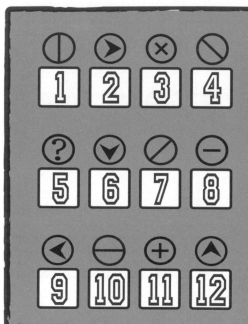

遊戲方法

左頁題目區中有四個不同顏色的表格，每個表格內有十二個徽章，徽章下有其代表的編號。小朋友，請至右頁的遊戲區中，比對左頁的顏色及編號，找出每個徽章編號，並用鉛筆寫在徽章下方的方框中。

題目區

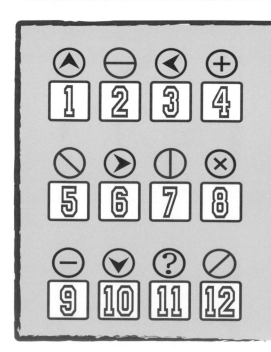

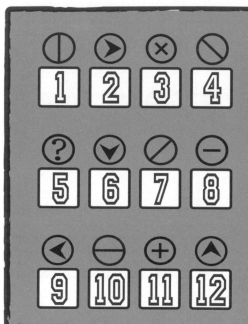

專注力小提醒：小朋友，你可以先檢視右頁遊戲區的徽章是什麼顏色，例如，如果是橘色，那麼即可直接到左頁題目區的橘色表格裡尋找其編號，這樣速度會快很多唷！

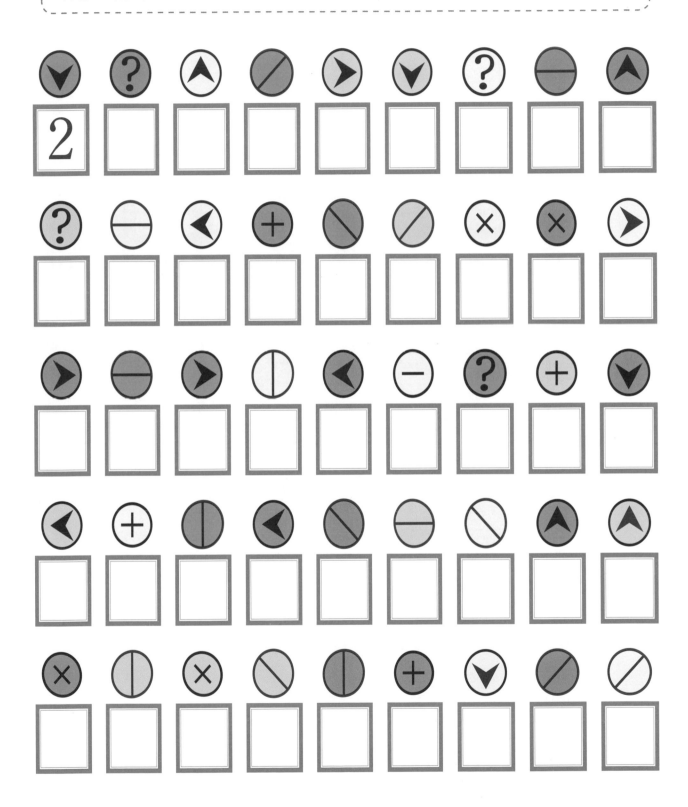

找重點遊戲

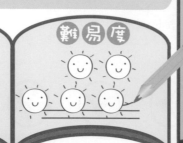

2-20
圖書館

難易度

遊戲方法

左頁題目區的書櫃裡有不同的書，其符號及顏色各不相同。小朋友，請對照題目區書櫃裡的書，以色鉛筆將右頁遊戲區的書塗上正確的顏色。

題目區

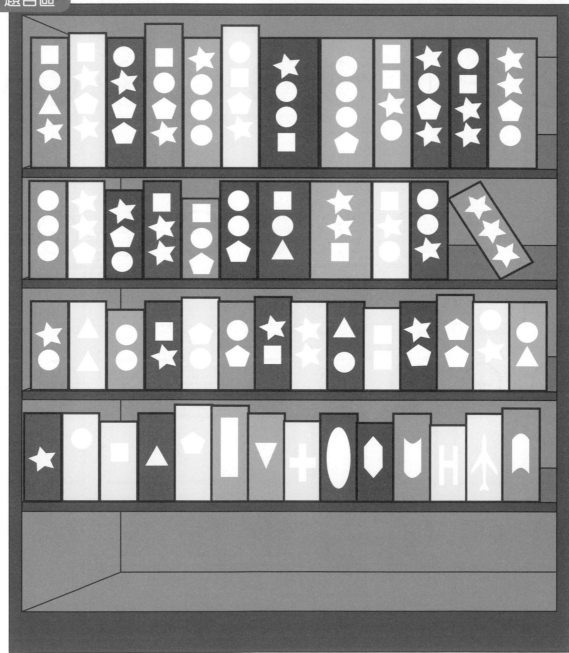

專注力小提醒：小朋友，遊戲時請務必依照順序由左而右，由上層到下層的方式進行搜尋，較不易漏掉。

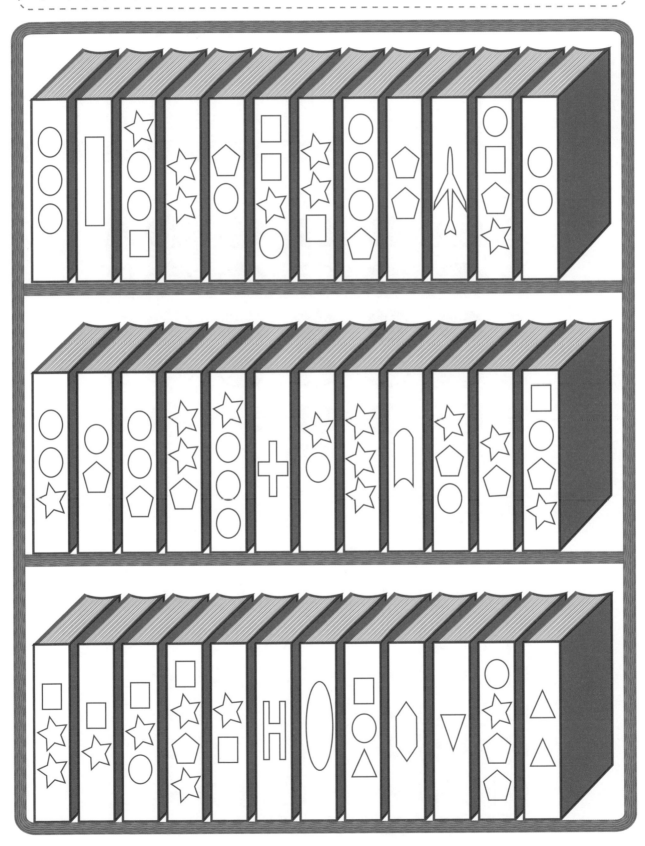

找重點遊戲

難易度

遊戲方法
小朋友，請對照上方題目區的座標，找出下方遊戲區裡每個座標的顏色，並以色鉛筆填入其右方的圓圈之中。

專注力小提醒：座標怎麼找？小朋友請用兩根食指，一根沿著數字往上或下走，一根沿著往英文字往左或右走，當兩根食指相遇時就是答案囉！

題目區

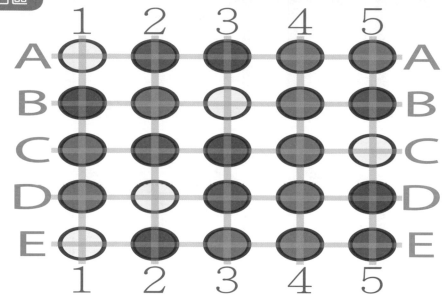

遊戲區

(1,C) ➡ ●　　(4,D) ➡ ○
(5,B) ➡ ○　　(5,D) ➡ ○
(2,C) ➡ ○　　(3,E) ➡ ○
(5,C) ➡ ○　　(4,B) ➡ ○
(4,E) ➡ ○　　(2,A) ➡ ○
(3,B) ➡ ○　　(1,B) ➡ ○
(4,A) ➡ ○　　(2,D) ➡ ○
(2,E) ➡ ○　　(3,C) ➡ ○

專注力小提醒：小朋友，這一頁更多更難囉！要小心作答唷！如果用眼睛就能找到答案，你就是最棒的小朋友喲！

題目區

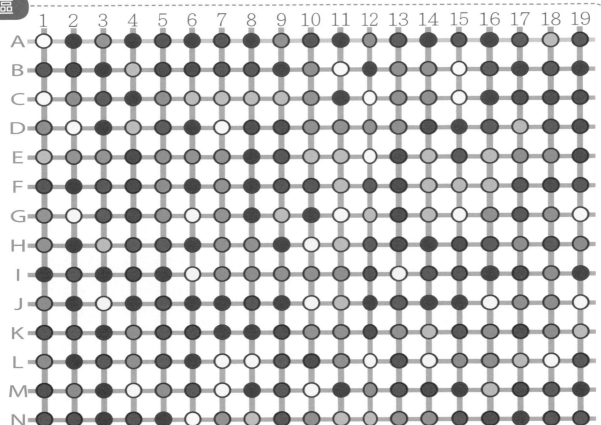

遊戲區

（1 ,B）➡ ○	（15,N）➡ ○	（19,H）➡ ○
（3 ,G）➡ ○	（5 ,L）➡ ○	（6 ,D）➡ ○
（16,C）➡ ○	（2 ,E）➡ ○	（9 ,E）➡ ○
（8 ,N）➡ ○	（4 ,J）➡ ○	（19,B）➡ ○
（12,A）➡ ○	（17,A）➡ ○	（18,E）➡ ○
（13,L）➡ ○	（3 ,F）➡ ○	（7 ,H）➡ ○
（15,N）➡ ○	（13,H）➡ ○	（9 ,I）➡ ○
（19,E）➡ ○	（6 ,C）➡ ○	（10,J）➡ ○
（12,K）➡ ○	（8 ,I）➡ ○	（16,D）➡ ○
（18,L）➡ ○	（11,K）➡ ○	（14,K）➡ ○
（1 ,J）➡ ○	（17,L）➡ ○	（17,C）➡ ○
（18,M）➡ ○	（5 ,F）➡ ○	（13,L）➡ ○
（3 ,G）➡ ○	（12,N）➡ ○	（8 ,M）➡ ○

專注力筆記

Part 3 閱讀遊戲
遊戲目標：視知覺與閱讀

遊戲的助益：

　　閱讀所需最基本的視知覺技巧就是〔單元一〕及〔單元二〕所訓練的水平及垂直追視技巧，前面兩個單元所強調的都是慢速的追視，但目前書本或報章雜誌為了讓文章更加生動活潑而加進了許多圖片，使的「文繞圖」的情形更常發生，閱讀這樣的文章除了慢速的追視能力外，還需要快速的追視能力。原本只在換行時才需要的快速追視能力，現在遇到了「文繞圖」時也必須派上用場了；這時發生跳行的頻率也隨之增加，唯有透過練習或是教導孩子輔助方法才能降低跳行的發生率。

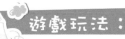

遊戲玩法：

　　當孩子完成〔單元一〕及〔單元二〕基礎的水平及追視技巧後，本單元將使用「尺」的基本技巧融入遊戲當中，一方面訓練手眼協調的能力，另一方面藉由尺的幫助來讓孩子更輕易克服「文繞圖」的編輯方式，使用尺的協助可以讓孩子更平順的將焦點轉移至圖形另一方的文字上，減少跳行的狀況，進而增加孩子對於文章的理解。

　　本單元設計了許多「文繞圖」的遊戲家長可以試著讓孩子先用尺把跨過圖片的文字畫上記號，藉由多次的練習，日後孩子遇到「文繞圖」的情形自然而然就會使用工具或是手勢的協助來降低錯誤的產生。

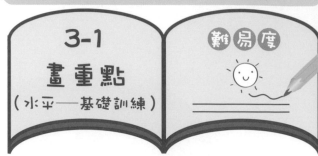

視知覺與閱讀

3-1
畫重點
（水平——基礎訓練）

難易度

遊戲方法
小朋友，請拿出紅筆，在紅色的數字下方畫上底線，表示這些數字是很重要的。

專注力小提醒：小朋友也可以畫其他顏色喔！請從★開始，要一列一列慢慢看唷！

★→ <u>18294</u>83723849238472814

94829384728374823 04 394

1029384759238490192384

49203928471928374 91234

49029348102394 83929304

48273749 1 283593 8274238

29483716483921284 72384

4898374810293848234857

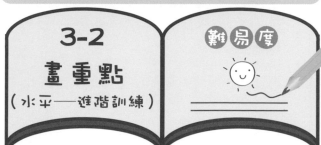

視知覺與閱讀

3-2
畫重點
（水平─進階訓練）

難易度

遊戲方法
小朋友，請拿出紅筆，在紅色的數字下方畫上底線，畫完之後，再把這一些數字依序抄寫到下方的格子內。

★➡94859858374728374859283745729834729847283 4858

2093847858928394920157892834920395701928 37475

1098323495847582934857483293857483294583 82918

5983748392837458389283472938589348572983 74859

5849283475928334553987342987234785726783 72349

2384985738475892847598273485987329384726 58349

2983478229834758234859723485928347859283 74929

8

3-3
畫重點
（垂直─基礎訓練）

難易度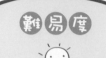

遊戲方法

小朋友，請拿出紅筆，在紅色的數字右方畫橫線，表示這些數字是很重要的。

專注力小提醒：也可以畫其他顏色喔！請從★開始，要一行一行慢慢看唷

1	6	5	3	3	3	3
8	2	8	9	8	4	4
2	8	7	0	9	8	5
9	3	2	2	4	5	3
3	4	3	9	7	9	8
8	7	4	5	2	2	4
4	5	0	7	8	8	9
7	9	2	6	5	4	2
5	2	9	1	9	7	8
3	0	4	0	3	8	3
4	3	8	9	8	9	5
8	4	5	2	4	8	0
2	9	7	8	2	3	2

視知覺與閱讀

3-4 畫重點
（垂直－進階訓練）

難易度

小朋友，請拿出紅筆，在紅色的數字左方畫上直線，畫完之後，再把這一些數字依序抄寫到左邊的格子內。

視知覺與閱讀

						8
1	1	4	1	1	2	8
9	2	9	0	0	9	3
8	4	1	9	9	3	9
2	7	8	2	2	4	2
3	2	2	3	8	8	3
7	9	7	8	3	5	9
4	8	3	4	7	7	4
7	3	8	7	5	8	0
6	5	4	5	8	2	5
2	6	5	8	3	9	9
7	1	6	8	7	3	4
3	7	9	3	4	8	9
8	2	9	9	9	4	5
4	8	1	2	2	0	0
7	3	2	8	8	2	2
2	7	8	3	3	9	0
1	4	3	7	4	3	1
8	3	7	4	7	8	9
2	7	4	5	5	4	2
7	4	7	8	8	8	3
4	8	3	9	9	1	8
4	7	8	2	2	9	4
6	1	2	8	3	2	8
1	2	0	3	8	3	3
7	3	4	4	4	4	9
2	4	2	2	9	0	2

遊戲方法
小朋友，請拿出紅筆，在紅色的數字下方畫上底線。

專注力小提醒：閱讀時經常會遇到圖文穿插的情形，小朋友也要想辦法克服！

★→ 29834750<u>29</u>34857283849 2

5763059   38
4759209   38
4578375   8472

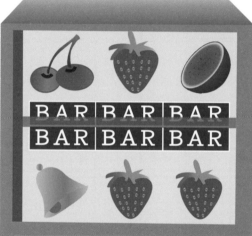

6572384   7562
0938478   38579
5673827   34782
98356   7283
74 ★6   9182
7   WELCOME   37637857364756
         LAS VEGAS
7   NEVADA   1827364637292 8
73   46773487563746275
61   129384783290 19283

視知覺與閱讀

3-6 看報紙
(水平——進階訓練)

難易度

遊戲方法
小朋友，請拿出紅筆，在紅色的數字畫上底線，然後把這些數字抄寫到下面的空格中。

專注力小提醒：小朋友也可以試試看畫其他顏色的數字喔！

★→ 98374859283475988237 46758929837450982348582
93842938758398274509 28347578389238561029837
48203471029385601923 87483928347102835
65689128374091 82738 94728190390482785
98377129387456118237 483995092384835
61892909182475673 82 39498712673 84832
98365673283747389456 71928374362738458
98237475673 82929182 73647328374958734
72837561928737 5832 98356728734928374
19284787362732469 0349630495863 0498

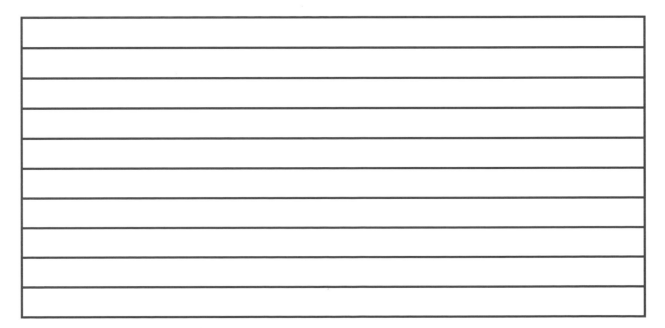

3-7 看報紙
（垂直──基礎訓練）

難易度

遊戲方法

小朋友，請拿出你的紅筆，在紅色的數字左方畫上底線。

專注力小提醒：小朋友畫完紅色之後，可以試試其他顏色喔！

7 7 2 7 8 1 3 2 1 7 1 3 4 4 2

8 1 8 3 1 9 7 3 9 3 8 4 1 9 <u>4</u>

2 1 7 4 7 8 7 7 8 4 2 8 1

9 9 3 5 2 2 1 4 2 9 7 1 2

3   8 6 3   8 7 1 3 2 3

8

8 2 1 4 1 7 8 1 3 8 7 3 4 1 9

4 3 9 6 7 3 2 9 1 7 1 8 8 2 2

2 8 7 1 8 4 7 8 7 2 8 4 2 8 8

9 4 4 7 2 7 3 2 8 3 2 9 9 3 3

視知覺與閱讀

3-8
看報紙
（垂直──進階訓練）

難易度

遊戲方法

小朋友，請拿出你的紅筆，在紅色的數字下方畫上底線，然後把這些數字抄寫到下面的空格中。

專注力小提醒：小朋友畫完紅色之後，也可以試試看其他顏色喔！

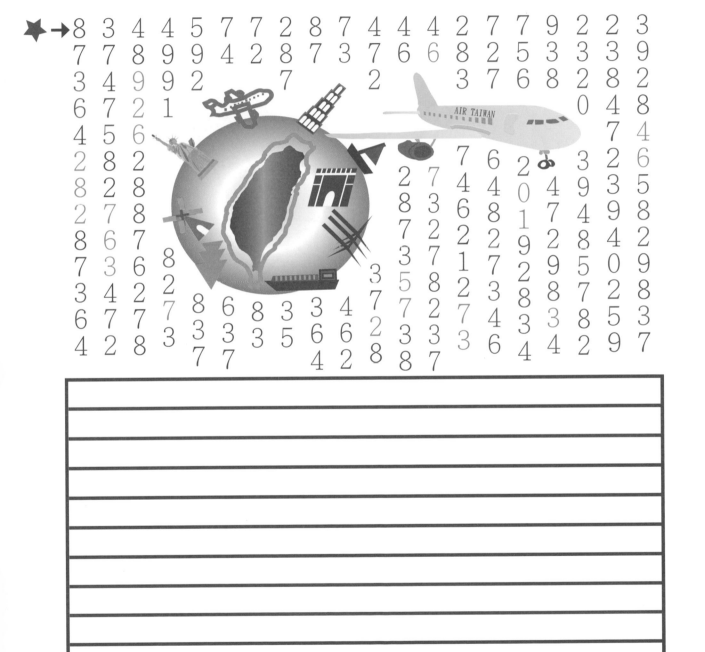

視知覺與閱讀

3-9 抄標籤

難易度 ☀☀☀

遊戲方法

小朋友，左頁的題目區有 20 張標籤，請將每個標籤內的數字抄寫到右頁遊戲區的答案紙中。請注意，每張標籤前方黃色格子內的數字及英文字母為題號，請依照題號填寫答案。

題目區

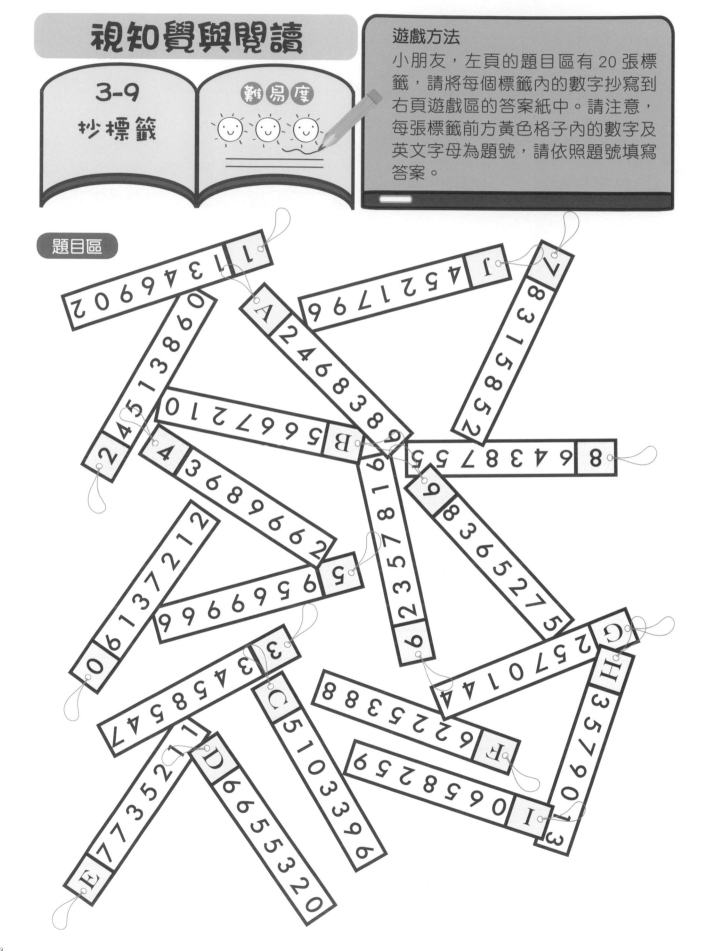

專注力小提醒：字體旋轉時，翻來翻去影響閱讀的效率，因此學習分辨旋轉的字體是很重要的能力喔！

遊戲區

0						
1						
2						
3						
4						
5						
6						
7						
8						
9						

A						
B						
C						
D						
E						
F						
G						
H						
I						
J						

難易度

遊戲方法

相同的數字,長相好像都不太相同,請小朋友以色鉛筆將相同的數字塗上相同的顏色吧!例如,數字1塗上黃色、數字2塗上綠色。

★	1	2	5	9	7	6	3	1	8	6	5
	8	6	1	3	4	3	1	7	9	1	9
	9	5	2	1	8	7	5	3	5	2	6
	5	6	3	2	3	9	6	8	9	3	4
	8	7	1	8	6	8	1	3	8	9	5
	4	5	4	5	7	8	1	2	7	6	9
	9	7	8	4	6	8	2	1	4	6	3
	2	9	6	4	2	4	5	1	8	7	2
	3	8	3	4	7	4	6	2	4	2	1
	6	9	3	5	9	7	7	7	2	8	3
	2	4	4	9	5	4	9	6	5	2	7

專注力小提醒:請從 ★ 開始,要一行一行慢慢看唷!不同字體的印刷,經常是影響閱讀的主因之一!小朋友要更仔細喔!

專注力小提醒：這一頁更難囉！混亂的背景也是影響閱讀的主因之一，小朋友你要更專心才看得清楚。

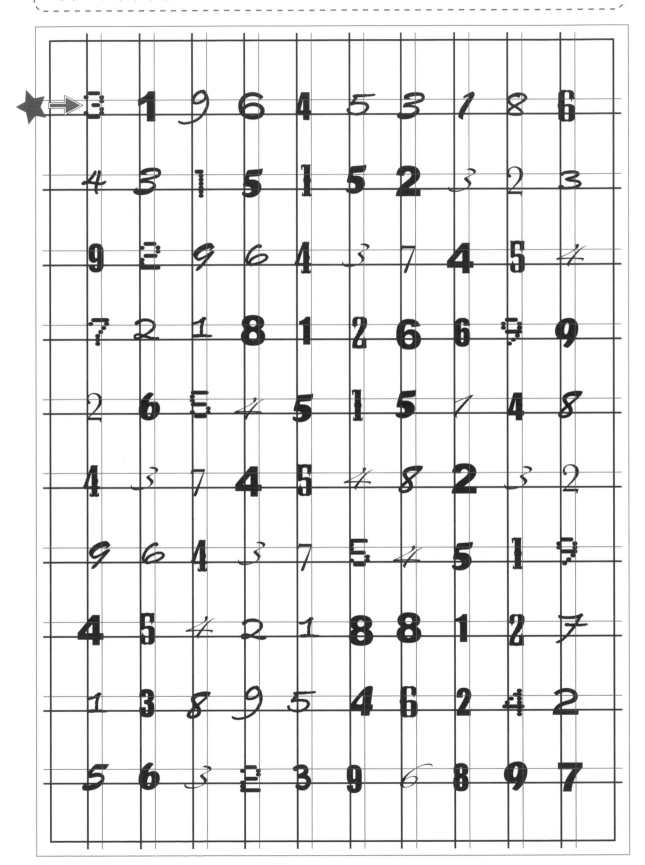

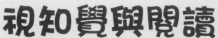

3-11
變色龍

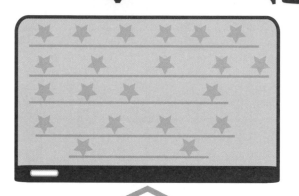

個

個

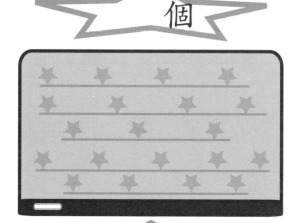

個

個

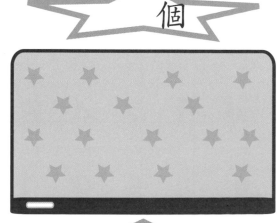

個

個

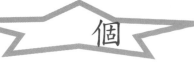

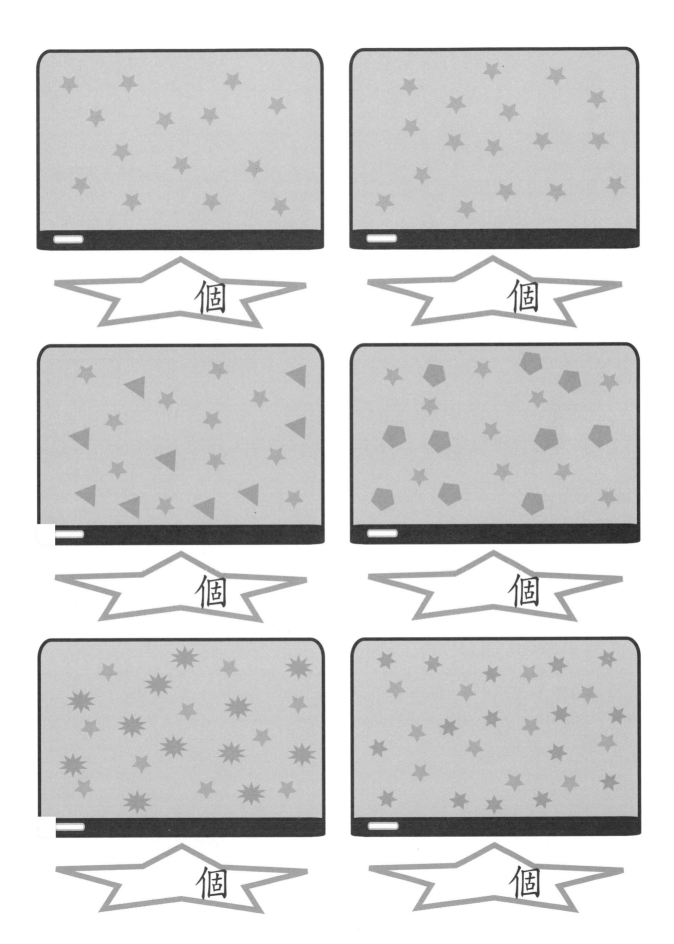

個

個

個

個

個

個

專注力筆記

Part 4

閱讀與抄寫遊戲

遊戲目標：閱讀與抄寫

遊戲的助益：

　　追視的能力經過以上三個單元的訓練之後，一定都可以達到不錯的水準，但是如果遇到科學或是財經新聞中的圖表，光靠良好的追視能力還不一定可以百分之百準確地讀出目標點的數值，此時，輔助線的加入可以讓孩子更駕輕就熟的讀出相對應的數值，經過本單元的訓練之後，孩子可以依照不同的狀況畫出適當的輔助線，減少錯誤或是粗心大意的情形發生。

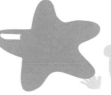
遊戲玩法：

　　學校課業中有許多機會是需要用到水平或是垂直追視技巧的，常出現在財經或是科學新聞中的曲線圖就是一個最好的例子，要看懂曲線圖除了要懂得Ｘ軸及Ｙ軸所代表的意義之外，還要把目標點正確的對應到Ｘ軸及Ｙ軸，訓練孩子畫出正確的輔助線就可以讓孩子輕輕鬆鬆看懂圖表，當孩子經過多次的練習之後，就可以輕易地讀出目標點所代表的意義了。所以本單元設計了許多常見的圖表如：長條圖、圓餅圖及雷達圖等，增加孩子閱讀圖表的經驗。

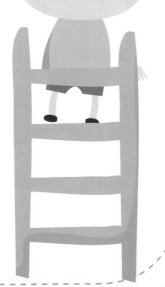

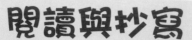

閱讀與抄寫

難易度

遊戲方法
小朋友,請由左至右,以色鉛筆將每個方格內的圖形抄寫入正下方的方格內。

專注力小提醒:請從 ★ 開始,要一列一列慢慢抄寫唷!

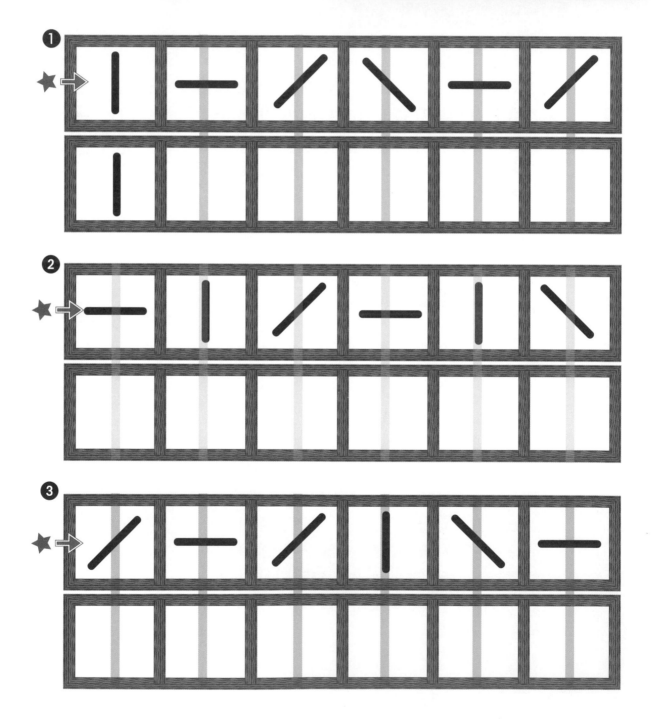

閱讀與抄寫

4-2
照樣畫一畫
（水平──基礎訓練）

Part
4
閱讀與抄寫

難易度

遊戲方法
小朋友，請由左至右，以色鉛筆將第一列空格中的圖形，畫入第二列下方的空格內。

專注力小提醒：小朋友，也可以以色鉛筆在空格中塗上顏色喔！

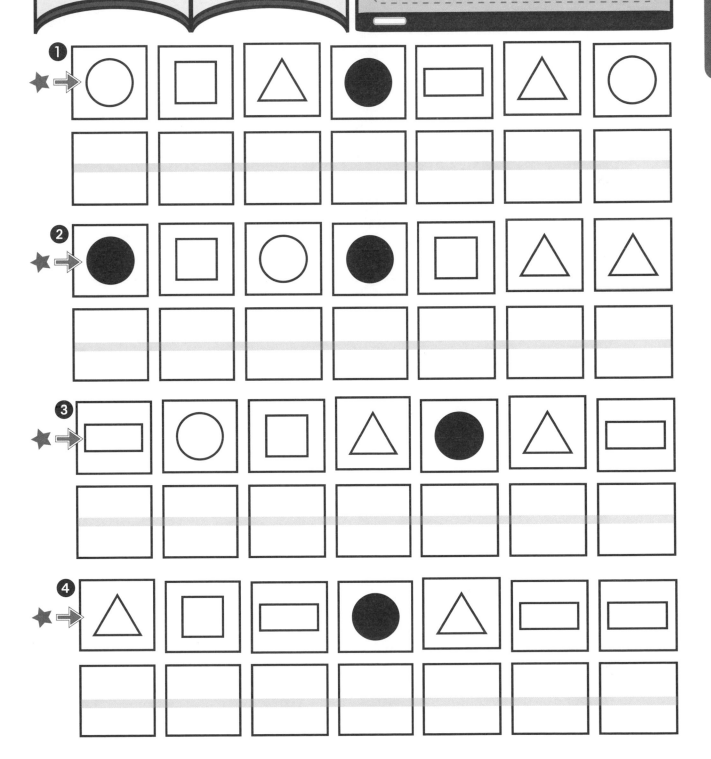

閱讀與抄寫

4-3 抄車牌

難易度

遊戲方法
路邊有好多車子都違規停車,請小朋友幫忙以色鉛筆把車牌都抄下來。請將 1 號車的車牌抄寫在右頁下方 1 號的格子內,以此類推。

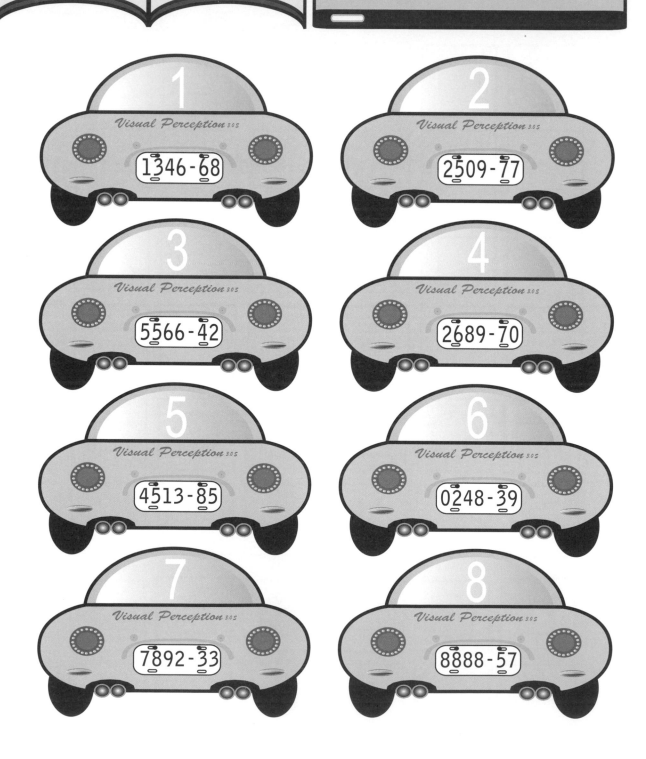

1. Visual Perception 30S　1346-68

2. Visual Perception 30S　2509-77

3. Visual Perception 30S　5566-42

4. Visual Perception 30S　2689-70

5. Visual Perception 30S　4513-85

6. Visual Perception 30S　0248-39

7. Visual Perception 30S　7892-33

8. Visual Perception 30S　8888-57

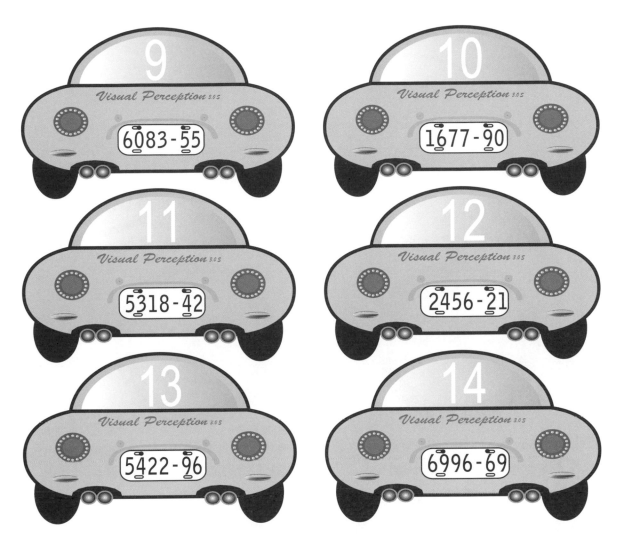

1		8	
2		9	
3		10	
4		11	
5		12	
6		13	
7		14	

遊戲方法
來看時鐘囉！小朋友請參照左邊的時鐘，以鉛筆將右邊時鐘內的時針（長針）與分針（短針）畫上去吧！

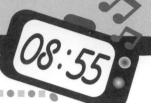
08:55

專注力小提醒：短暫的記憶與空間概念對於抄寫黑板也是很重要的能力喔！小朋友如果不懂長針及短針的概念，爸媽也可以拿時鐘教小朋友。

❶

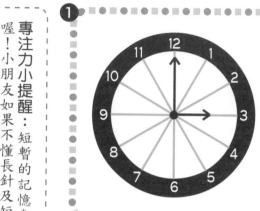

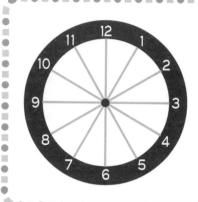

❷

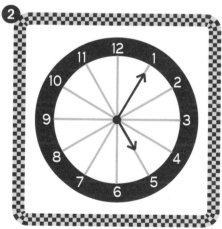

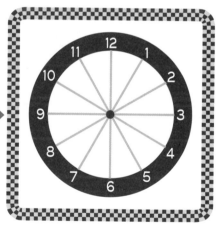

❸

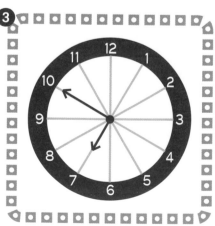

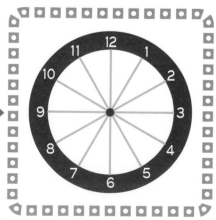

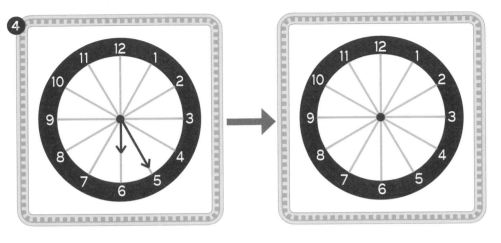

專注力小提醒：下面幾題沒有參考線，所以更難了，小朋友要更專心！

11:08

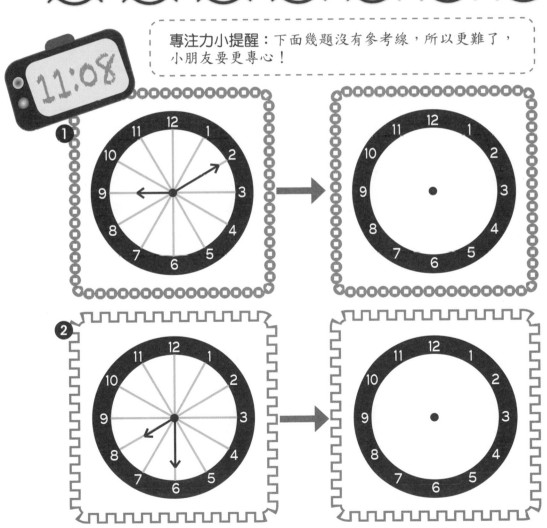

閱讀與抄寫

4-5 紙鍵盤

難易度

遊戲方法

小朋友，一起來練打字吧！請你以色鉛筆將上方題目區的英文字母，塗在下方遊戲區的鍵盤上。

題目區

遊戲區

❶ YALP

1	2	3	4	5	6	7	8	9	0
Q	W	E	R	T	Y	U	I	O	P
A	S	D	F	G	H	J	K	L	
Z	X	C	V	B	N	M	，	．	？

❷ YORPW

1	2	3	4	5	6	7	8	9	0
Q	W	E	R	T	Y	U	I	O	P
A	S	D	F	G	H	J	K	L	
Z	X	C	V	B	N	M	，	．	？

❸ MZIEP

1	2	3	4	5	6	7	8	9	0
Q	W	E	R	T	Y	U	I	O	P
A	S	D	F	G	H	J	K	L	
Z	X	C	V	B	N	M	，	．	？

❹ FJAIE

1	2	3	4	5	6	7	8	9	0
Q	W	E	R	T	Y	U	I	O	P
A	S	D	F	G	H	J	K	L	
Z	X	C	V	B	N	M	，	．	？

❺ JEIQG

1	2	3	4	5	6	7	8	9	0
Q	W	E	R	T	Y	U	I	O	P
A	S	D	F	G	H	J	K	L	
Z	X	C	V	B	N	M	，	．	？

❻ FUQOAP

1	2	3	4	5	6	7	8	9	0
Q	W	E	R	T	Y	U	I	O	P
A	S	D	F	G	H	J	K	L	
Z	X	C	V	B	N	M	，	．	？

❼ XUEIWF

1	2	3	4	5	6	7	8	9	0
Q	W	E	R	T	Y	U	I	O	P
A	S	D	F	G	H	J	K	L	
Z	X	C	V	B	N	M	，	．	？

❽ ALPEIFX

1	2	3	4	5	6	7	8	9	0
Q	W	E	R	T	Y	U	I	O	P
A	S	D	F	G	H	J	K	L	
Z	X	C	V	B	N	M	，	．	？

閱讀與抄寫

4-6 紙鍵盤 ②

難易度

遊戲方法
小朋友，一起來練打字吧！以色鉛筆將上方題目區的注音符號，塗在下方遊戲區的鍵盤上。

❶ ㄍㄔㄨㄜ

ㄅ	ㄉ	ˇ	ˋ	ㄓ	ˊ	·	ㄚ	ㄞ	ㄢ	ㄦ
ㄆ	ㄊ	ㄍ	ㄐ	ㄔ	ㄕ	ㄧ	ㄛ	ㄟ	ㄣ	
ㄇ	ㄋ	ㄎ	ㄑ	ㄗ	ㄘ	ㄨ	ㄜ	ㄠ	ㄤ	
ㄈ	ㄌ	ㄏ	ㄒ	ㄖ	ㄙ	ㄩ	ㄝ	ㄡ	ㄥ	

❷ ㄎㄙㄠㄈ

ㄅ	ㄉ	ˇ	ˋ	ㄓ	ˊ	·	ㄚ	ㄞ	ㄢ	ㄦ
ㄆ	ㄊ	ㄍ	ㄐ	ㄔ	ㄕ	ㄧ	ㄛ	ㄟ	ㄣ	
ㄇ	ㄋ	ㄎ	ㄑ	ㄗ	ㄘ	ㄨ	ㄜ	ㄠ	ㄤ	
ㄈ	ㄌ	ㄏ	ㄒ	ㄖ	ㄙ	ㄩ	ㄝ	ㄡ	ㄥ	

❸ ㄐㄧㄤˇ

ㄅ	ㄉ	ˇ	ˋ	ㄓ	ˊ	·	ㄚ	ㄞ	ㄢ	ㄦ
ㄆ	ㄊ	ㄍ	ㄐ	ㄔ	ㄕ	ㄧ	ㄛ	ㄟ	ㄣ	
ㄇ	ㄋ	ㄎ	ㄑ	ㄗ	ㄘ	ㄨ	ㄜ	ㄠ	ㄤ	
ㄈ	ㄌ	ㄏ	ㄒ	ㄖ	ㄙ	ㄩ	ㄝ	ㄡ	ㄥ	

❹ ㄕㄨㄚㄟ

ㄅ	ㄉ	ˇ	ˋ	ㄓ	ˊ	·	ㄚ	ㄞ	ㄢ	ㄦ
ㄆ	ㄊ	ㄍ	ㄐ	ㄔ	ㄕ	ㄧ	ㄛ	ㄟ	ㄣ	
ㄇ	ㄋ	ㄎ	ㄑ	ㄗ	ㄘ	ㄨ	ㄜ	ㄠ	ㄤ	
ㄈ	ㄌ	ㄏ	ㄒ	ㄖ	ㄙ	ㄩ	ㄝ	ㄡ	ㄥ	

❺ ㄎㄨㄤㄟ

ㄅ	ㄉ	ˇ	ˋ	ㄓ	ˊ	·	ㄚ	ㄞ	ㄢ	ㄦ
ㄆ	ㄊ	ㄍ	ㄐ	ㄔ	ㄕ	ㄧ	ㄛ	ㄟ	ㄣ	
ㄇ	ㄋ	ㄎ	ㄑ	ㄗ	ㄘ	ㄨ	ㄜ	ㄠ	ㄤ	
ㄈ	ㄌ	ㄏ	ㄒ	ㄖ	ㄙ	ㄩ	ㄝ	ㄡ	ㄥ	

❻ ㄖㄎㄌㄇㄢ

ㄅ	ㄉ	ˇ	ˋ	ㄓ	ˊ	·	ㄚ	ㄞ	ㄢ	ㄦ
ㄆ	ㄊ	ㄍ	ㄐ	ㄔ	ㄕ	ㄧ	ㄛ	ㄟ	ㄣ	
ㄇ	ㄋ	ㄎ	ㄑ	ㄗ	ㄘ	ㄨ	ㄜ	ㄠ	ㄤ	
ㄈ	ㄌ	ㄏ	ㄒ	ㄖ	ㄙ	ㄩ	ㄝ	ㄡ	ㄥ	

❼ ㄢㄅㄘㄡㄥ

ㄅ	ㄉ	ˇ	ˋ	ㄓ	ˊ	·	ㄚ	ㄞ	ㄢ	ㄦ
ㄆ	ㄊ	ㄍ	ㄐ	ㄔ	ㄕ	ㄧ	ㄛ	ㄟ	ㄣ	
ㄇ	ㄋ	ㄎ	ㄑ	ㄗ	ㄘ	ㄨ	ㄜ	ㄠ	ㄤ	
ㄈ	ㄌ	ㄏ	ㄒ	ㄖ	ㄙ	ㄩ	ㄝ	ㄡ	ㄥ	

❽ ㄒㄟㄋㄖ

ㄅ	ㄉ	ˇ	ˋ	ㄓ	ˊ	·	ㄚ	ㄞ	ㄢ	ㄦ
ㄆ	ㄊ	ㄍ	ㄐ	ㄔ	ㄕ	ㄧ	ㄛ	ㄟ	ㄣ	
ㄇ	ㄋ	ㄎ	ㄑ	ㄗ	ㄘ	ㄨ	ㄜ	ㄠ	ㄤ	
ㄈ	ㄌ	ㄏ	ㄒ	ㄖ	ㄙ	ㄩ	ㄝ	ㄡ	ㄥ	

閱讀與抄寫

4-7 數字填空

難易度 ☺ ☺ ☺

遊戲方法

小朋友，請對照左方的題目區的數字位置，以色鉛筆將數字填到右方遊戲區相同的位置中。

專注力小提醒： 爸媽可以用其他顏色的色鉛筆在左邊的題目區內，重新出題目喔！

❶

		2		8	
	1		10		
					3
	4		5		
		7			6
9					

➡

❷

4		6		3	
	2				8
9			7		
	5			1	
			10		

➡

❸

	2				9
3			7		4
		8		1	
	10				6
	5				

➡

閱讀與抄寫

4-8
抄黑板

難易度

遊戲方法
小朋友，粗心的同學抄黑板時漏抄了許多數字，請你幫忙抄寫完整！請對照上方題目區的黑板，並以鉛筆將缺漏部分補寫在遊戲區的筆記上。

❶ 1 + 2 =　❷ 4 + 6 - 3 =　❸ 5 + 8 - 6 + 2 =

❹ 4 + 6 - 8 + 8 - 9 + 1 =　❺ 6 - 3 + 5 - 9 =

❻ 45 + 21 + 9 - 11 - 12 + 8 + 12 - 1 + 3 - 6 =

❼ 678 + 333 - 890 + 123 - 669 + 383 - 966 =

❽ 7890 + 3456 - 1323 + 3443 - 3989 + 2312 =

❾ 22334 + 34453 - 33425 + 98987 + 132334 =

值日生：陳小男

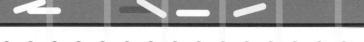

❶ 1 +　=　❷ 4　6 -　=　❸　+ 8　6　2 =

❹　+ 6 -　+ 8 -　=　❺ 6 - 3　- 9

❻ 4　+ 1　9 - 1　- 12　8 + 1　- 1　3　6 =

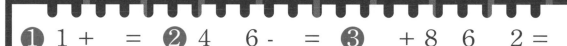

❼ 6 8 + 333　8　+ 1 3 - 6 9 +　83 - 9 6 =

❽ 7 9　+ 3　6 - 1 23　34　- 3　9 +　12

❾　3 4 + 34　3 - 3 42　98 8　+ 1　34 =

4-9
照樣畫一畫
（垂直——基礎訓練）

難易度

遊戲方法
小朋友，請你由上至下，以色鉛筆將左方空格內的圖形，畫到右方的空格內。

專注力小提醒：小朋友，也可以以色鉛筆在空格中塗上顏色喔！

閱讀與抄寫

4-10
圓餅圖

難 易 度

遊戲方法
小朋友，請對照左邊的圓餅圖，以色鉛筆將右邊的圖餅圖塗上相同的顏色，並填上百分比。

❶

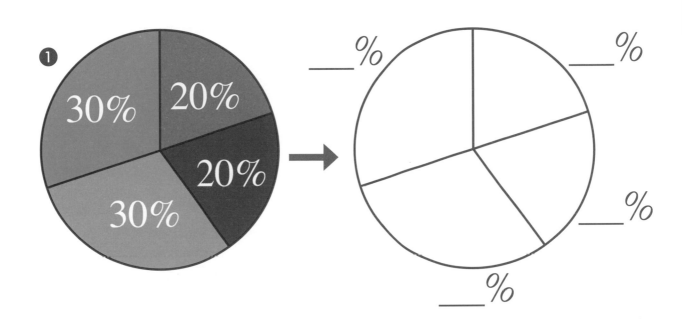

❷

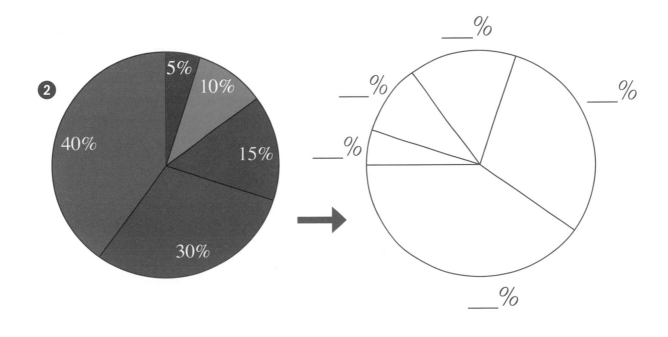

閱讀與抄寫

4-11
自畫像

難易度

遊戲方法
請小朋友對照左邊的臉,以色鉛筆將右邊每張空白的臉上都畫上五官吧!

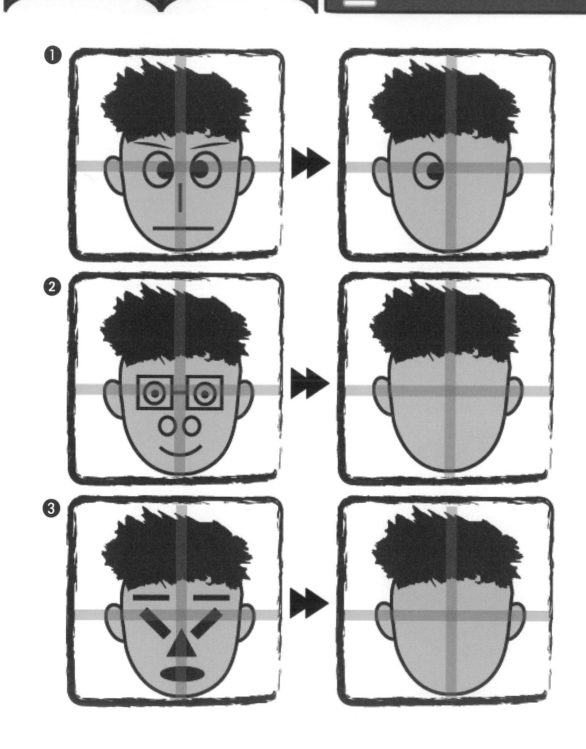

4

5

6

7

專注力小提醒：左頁的三張臉有提供灰色的參考線，右頁的四張臉沒有提供，千萬別畫錯位置唷！

閱讀與抄寫

4-12 曲線圖

難易度

遊戲方法

小朋友，請依照下列指示，完成曲線圖。

❶ 請對照左邊題目區的曲線圖，以色鉛筆在右邊的曲線圖畫上參考線。

❷ 請對照左上題目區的曲線圖，以色鉛筆在下方的遊戲區將每個月的到店人數標在座標上，再將每一個點連接起來

題目區

❶ （人數）

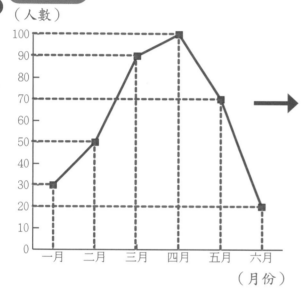

（月份）

遊戲區

（人數）

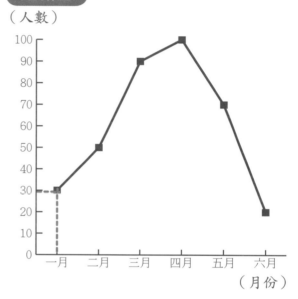

（月份）

遊戲區

❷ （人數）

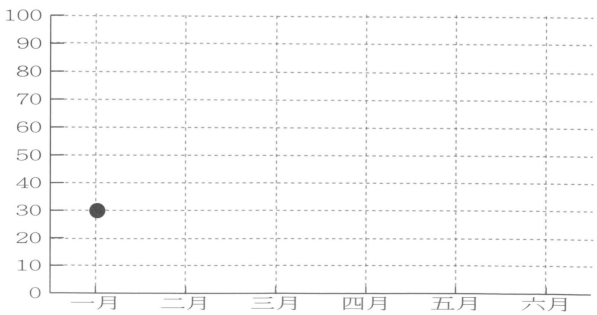

（月份）

閱讀與抄寫

4-13 長條圖

難易度

遊戲方法
小朋友，請依照指示，完成長條圖。
❶ 請對照左邊題目區的長條圖，以色鉛筆將不同的科目塗上正確的顏色。
❷ 請對照左上題目區的長條圖，以色鉛筆在下方的遊戲區畫出相同的長條圖。

題目區

❶（平均分數）

遊戲區

（平均分數）

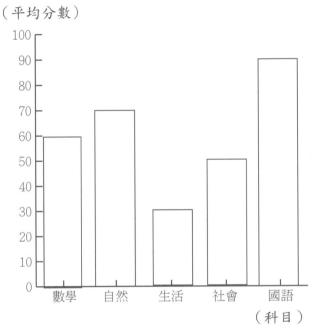

遊戲區

❷（平均分數）

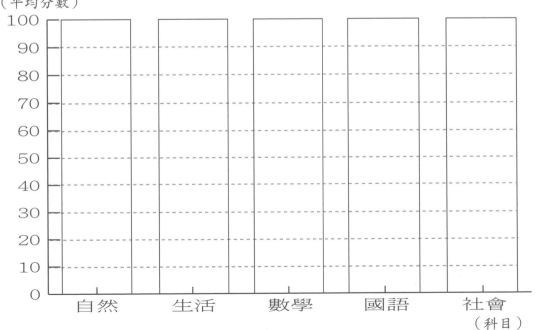

閱讀與抄寫

4-14
照樣畫一畫
（垂直──進階訓練）

難易度

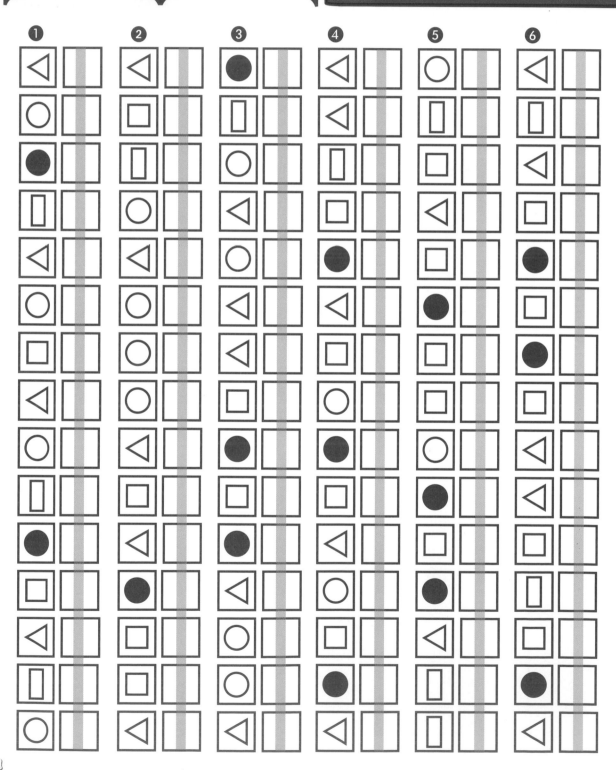

4-15
照樣畫一畫
（水平──進階訓練）

難易度

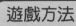

遊戲方法
小朋友，請你以色鉛筆，由左至右，由上至下，將空格上方的圖形，畫到下方的空格內。

專注力小提醒：小朋友，也可以色鉛筆在圖形內塗上顏色喔！

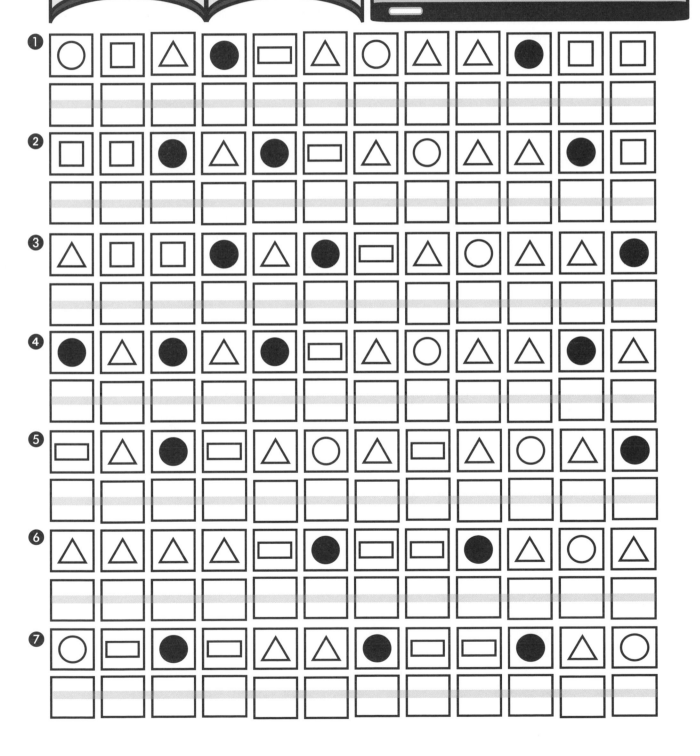

4-16
雷達圖

難易度

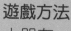

遊戲方法
小朋友,請使用色鉛筆來完成魔獸的戰力分析圖。請對照上方題目區的戰力分析圖,在下方的遊戲區中畫出一樣的戰力分析圖。

題目區

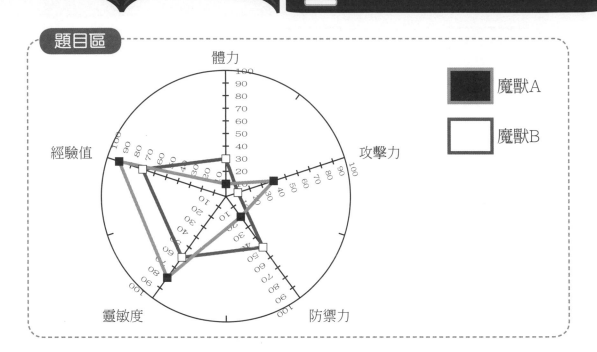

遊戲區

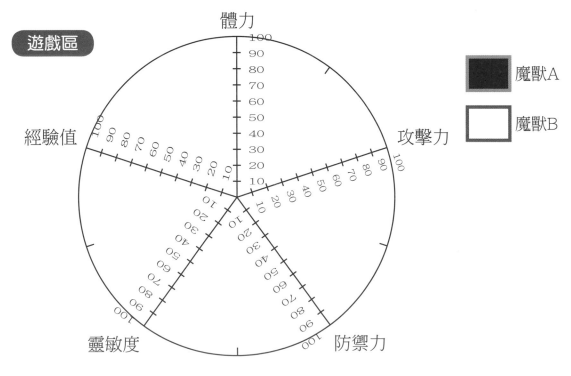

閱讀與抄寫

4-17
東京鐵塔

難易度

遊戲方法
右側遊戲區裡的鐵塔好像故障了，有些鋼筋似乎已掉落，請小朋友對照左側題目區的圖，將遊戲區裡掉落的鋼筋用鉛筆補上吧！

專注力小提醒： 小朋友，按照順序一層一層確認，確認完畢後，以鉛筆在該層打勾 ☑，這樣才能知道確認到哪一層！

題目區

遊戲區

小提示：這裡好像少一根，先補上，接下來換你囉！

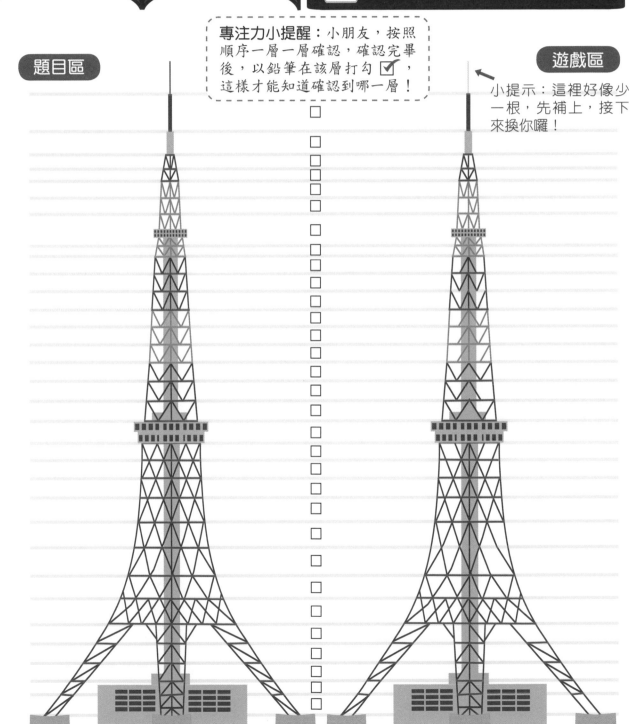

專注力筆記

遊戲的助益：

　　本單元利用平面的紙筆活動來模擬日常生活中需使用追視技巧的事物，將前幾單元中所學到的技巧融合應用於此單元活動中，幫助孩子將所學的技巧先應用於單純的二度空間平面，待熟練之後再將這些技巧實際應用於日常生活中。

遊戲玩法：

　　日常生活及學校生活裡有許多的機會會使用到基本的追視技巧，打從最基本尺規的使用到在火車車廂中尋找車票上的位置都需要追視的技巧，唯有幫孩子預先將這些技巧練習過，日後實際遇到才可以充滿信心的去面對。

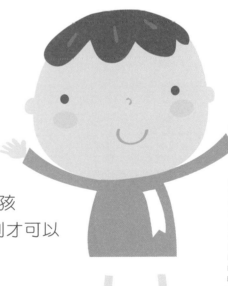

應用遊戲

5-1 量量看 ❶

難易度

遊戲方法

小朋友,來量量看鉛筆有多長,並以鉛筆將長度寫在下面的空格中。

專注力小提醒:爸媽可以協助小朋友畫上參考線喔!

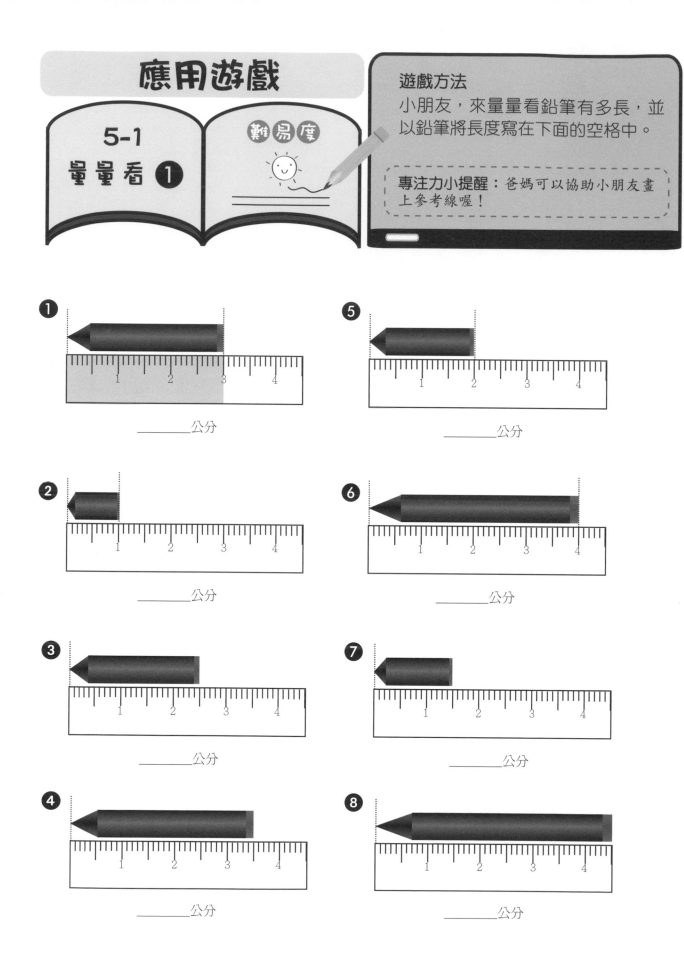

❶ _____公分

❷ _____公分

❸ _____公分

❹ _____公分

❺ _____公分

❻ _____公分

❼ _____公分

❽ _____公分

應用遊戲

5-2 量量看 ❷

難易度

遊戲方法
小朋友，來量量看鉛筆有多長，並以鉛筆將長度寫在下面的空格中。

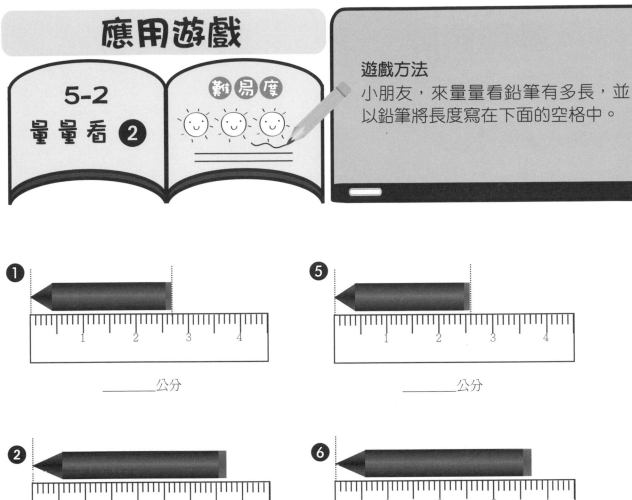

❶
_____公分

❺
_____公分

❷
_____公分

❻
_____公分

❸
_____公分

❼
_____公分

❹
_____公分

❽
_____公分

遊戲方法

小朋友,請對照下方題區的票價一覽表,查看右頁遊戲區每張票卡中遊客的身高與票價為何?並以鉛筆將這些資訊填入每張票卡的空格中。

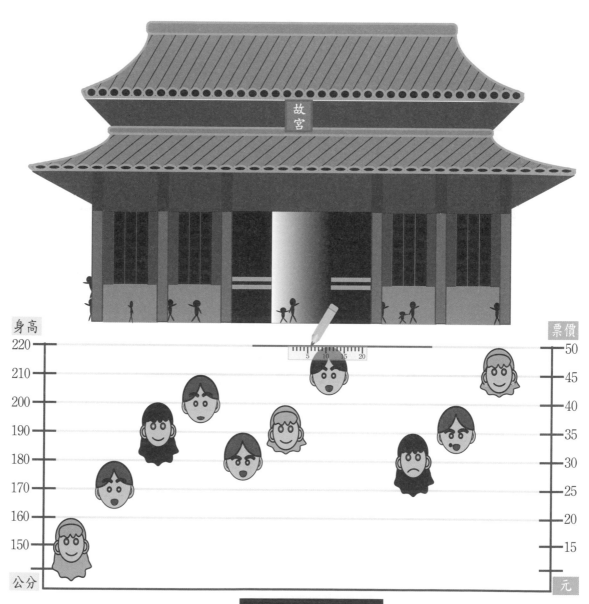

故宮博物院 票價一覽表

專注力小提醒：建議使用工具：鉛筆＋尺

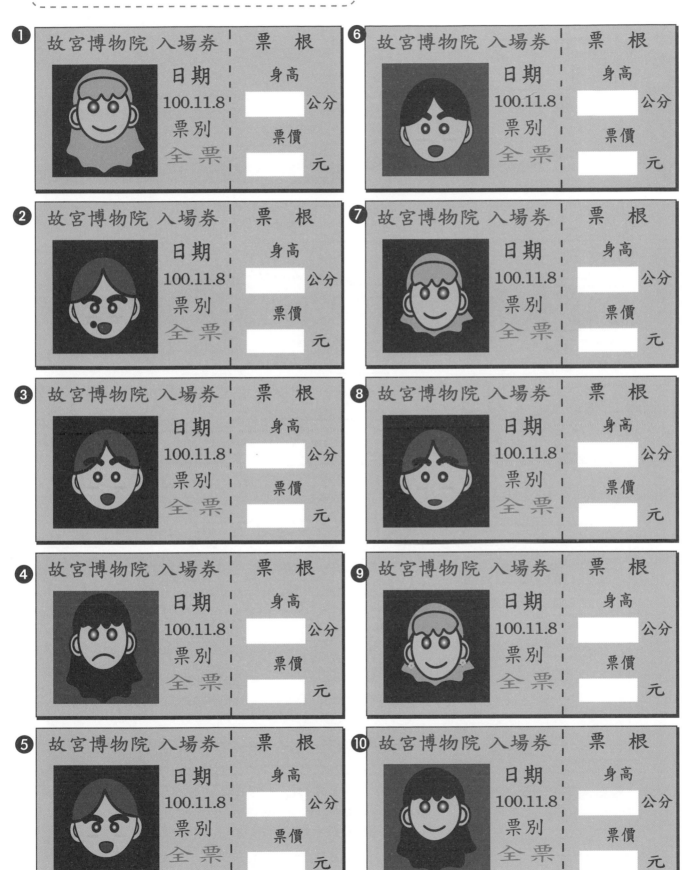

5-4
找重點

難易度

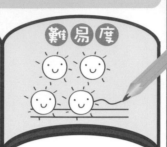

遊戲方法
課堂上經常要找重點，我們現在就來練習找重點吧！

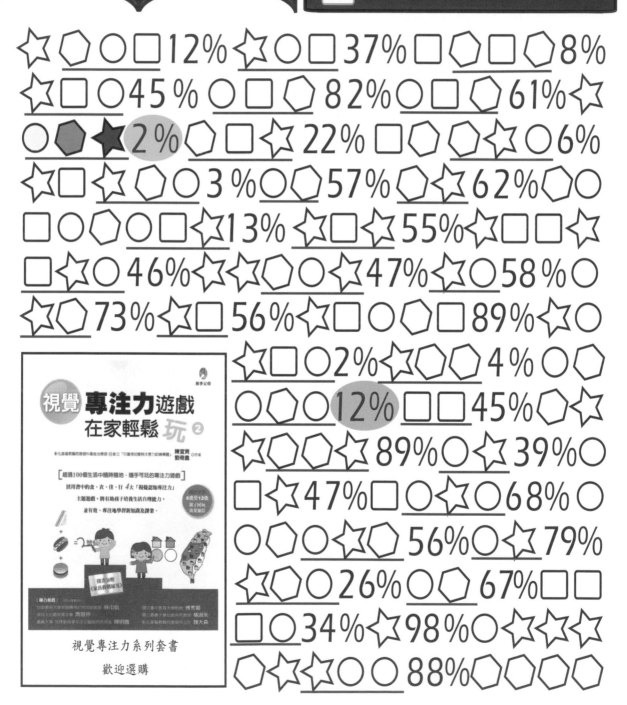

視覺專注力系列套書
歡迎選購

第一題 請對照左頁的題目區，在右頁的遊戲區中依圖形的順序到左頁找到相同排列的圖形後，以色鉛筆塗上與右頁相同的顏色；並確認圖形後面的百分比數字，先用色鉛筆將數字圈出來後，再回到右頁將數字填在空格中。

第二題 小朋友，請對照右頁的百分比數字，先到左頁找到相同的數字，並以色鉛筆將數字圈出來，並依序確認數字前方有畫線的圖形，之後再回到右頁，將圖形填入空格中。

圖形	百分比
◯ ⬡ ★	2 %
⬡ ⬡ ★	%
★ ◯ ◯	%
★ ⬡ ◯	%
⬡ ▢ ★	%
⬡ ☆ ◯	%
◯ ☆	%
◯ ☆ ◯	%
⬡ ▢ ⬡	%
★ ⬡	%
⬡ ★	%

百分比	圖形
12 %	◯ ⬡ ◯
37 %	
89 %	
79 %	
55 %	
8 %	
57 %	
47 %	
58 %	
45 %	
88 %	

5-5 找車位

難易度

普通車箱 共35人座

1A 1B	1C 1D 1E
2A 2B 走	2C 2D 2E
3A 3B	3C 3D 3E
4A 4B	4C 4D 4E
5A 5B 道	5C 5D 5E
6A 6B	6C 6D 6E
7A 7B	7C 7D 7E

山側

紅車

普通車箱 共35人座

1A 1B	1C 1D 1E
2A 2B 走	2C 2D 2E
3A 3B	3C 3D 3E
4A 4B	4C 4D 4E
5A 5B 道	5C 5D 5E
6A 6B	6C 6D 6E
7A 7B	7C 7D 7E

海側

綠車

▲ 往高雄・左營方向

專注力小提醒：例如，第一張票為紅車座位 3A，座位顏色是紫色，那麼小朋友只要在左頁找到紅車的 3A 位置後，以色鉛筆將座位塗上紫色即可。

單程票	單程票	單程票
2012/12/21　車次/Train 888	2012/12/21　車次/Train 888	2012/12/21　車次/Train 888
台中Taichung　左營Zuoying	台中Taichung　左營Zuoying	台中Taichung　左營Zuoying
普通車箱　乘客/1	普通車箱　乘客/1	普通車箱　乘客/1
車廂/紅車　座位 **3A**	車廂/綠車　座位/ **1B**	車廂/紅車　座位/ **3C**

單程票	單程票	單程票
2012/12/21　車次/Train 888	2012/12/21　車次/Train 888	2012/12/21　車次/Train 888
台中Taichung　左營Zuoying	台中Taichung　左營Zuoying	台中Taichung　左營Zuoying
普通車箱　乘客/1	普通車箱　乘客/1	普通車箱　乘客/1
車廂/紅車　座位 **1A**	車廂/紅車　座位/ **5D**	車廂/綠車　座位/ **2B**

單程票	單程票	單程票
2012/12/21　車次/Train 888	2012/12/21　車次/Train 888	2012/12/21　車次/Train 888
台中Taichung　左營Zuoying	台中Taichung　左營Zuoying	台中Taichung　左營Zuoying
普通車箱　乘客/1	普通車箱　乘客/1	普通車箱　乘客/1
車廂/紅車　座位 **7A**	車廂/綠車　座位 **6E**	車廂/紅車　座位 **1E**

單程票	單程票	單程票
2012/12/21　車次/Train 888	2012/12/21　車次/Train 888	2012/12/21　車次/Train 888
台中Taichung　左營Zuoying	台中Taichung　左營Zuoying	台中Taichung　左營Zuoying
普通車箱　乘客/1	普通車箱　乘客/1	普通車箱　乘客/1
車廂/綠車　座位 **4C**	車廂/紅車　座位/ **5B**	車廂/綠車　座位/ **7C**

單程票	單程票	單程票
2012/12/21　車次/Train 888	2012/12/21　車次/Train 888	2012/12/21　車次/Train 888
台中Taichung　左營Zuoying	台中Taichung　左營Zuoying	台中Taichung　左營Zuoying
普通車箱　乘客/1	普通車箱　乘客/1	普通車箱　乘客/1
車廂/綠車　座位 **6B**	車廂/紅車　座位/ **6D**	車廂/綠車　座位/ **2E**

程票	單程票	單程票
2/12/21　車次/Train 888	2012/12/21　車次/Train 888	2012/12/21　車次/Train 888
中Taichung　左營Zuoying	台中Taichung　左營Zuoying	台中Taichung　左營Zuoying
通車箱　乘客/1	普通車箱　乘客/1	普通車箱　乘客/1
廂/綠車　座位/ **5E**	車廂/綠車　座位/ **4A**	車廂/紅車　座位/ **2C**

應用遊戲

5-6 抄算術題

難易度

遊戲方法
請小朋友請依照題號將每個題目抄在下面，請參考對照線並抄在一模一樣的位置上。

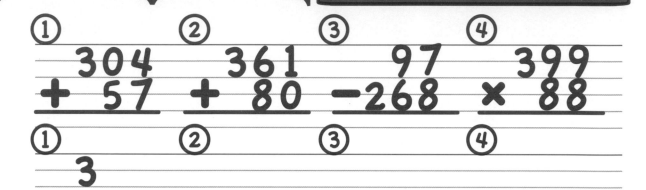

①
$$304 + 57$$

②
$$361 + 80$$

③
$$97 - 268$$

④
$$399 \times 88$$

①
3

②

③

④

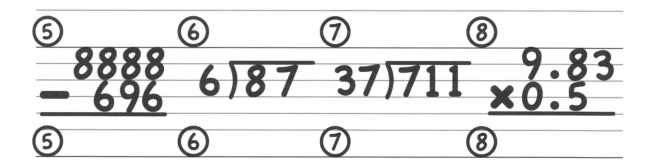

⑤
$$8888 - 696$$

⑥
$$6 \overline{)87}$$

⑦
$$37 \overline{)711}$$

⑧
$$9.83 \times 0.5$$

⑤

⑥

⑦

⑧

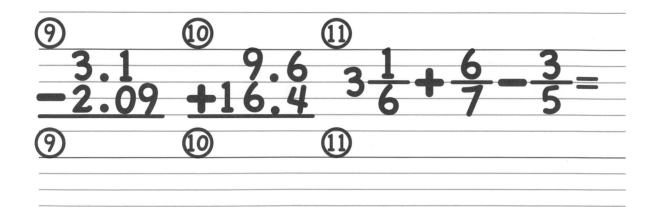

⑨
$$3.1 - 2.09$$

⑩
$$9.6 + 16.4$$

⑪
$$3\frac{1}{6} + \frac{6}{7} - \frac{3}{5} =$$

⑨

⑩

⑪

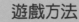

應用遊戲

5-7 統計高手 ①

難易度

遊戲方法

請小朋友參考最下方的表格，將每種食物的數量標在圖表中；最後再把每個點都連接起來變成曲線圖。

專注力小提醒：小朋友，也可以依照坐標軸食物名稱的順序去對照表格找出數量唷！

Part 5 應用遊戲

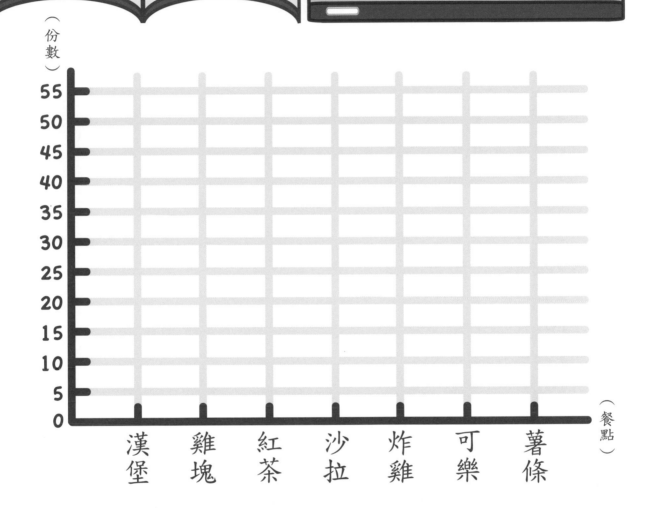

餐點	雞塊	紅茶	漢堡	可樂	炸雞	薯條	沙拉
份數	20	40	55	30	10	5	50

遊戲方法
請小朋友參考圖表將每個年度的汽車銷售量填入下方的表格之中吧！

專注力小提醒：小朋友，可以先將每個點的數字先標上，這樣會比較容易抄寫

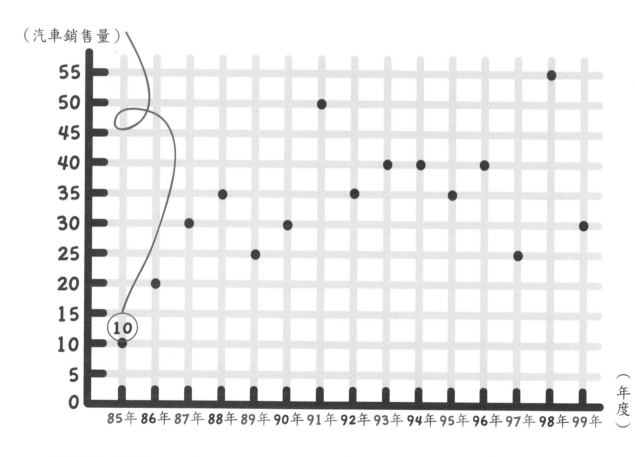

年度	85年	86年	87年	88年	89年	90年	91年
銷售量	10						

92年	93年	94年	95年	96年	97年	98年	99年

應用遊戲

5-9 太空針塔

難易度

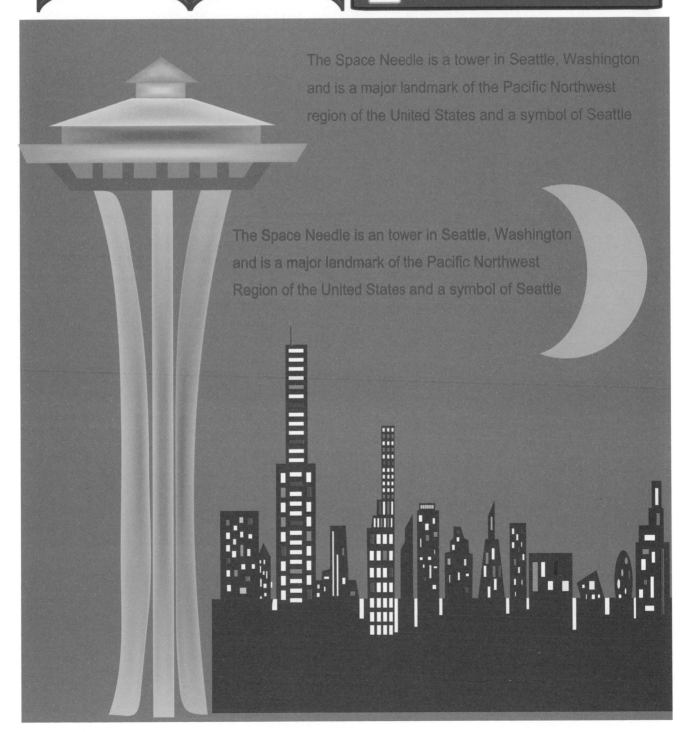

The Space Needle is a tower in Seattle, Washington and is a major landmark of the Pacific Northwest region of the United States and a symbol of Seattle

The Space Needle is an tower in Seattle, Washington and is a major landmark of the Pacific Northwest Region of the United States and a symbol of Seattle

❶

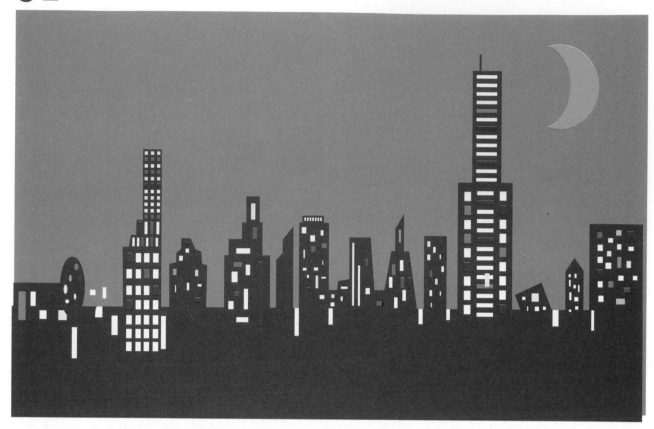

❷

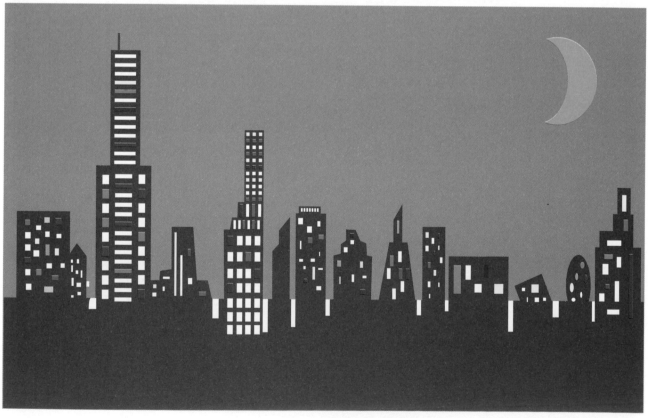

❸ ☐

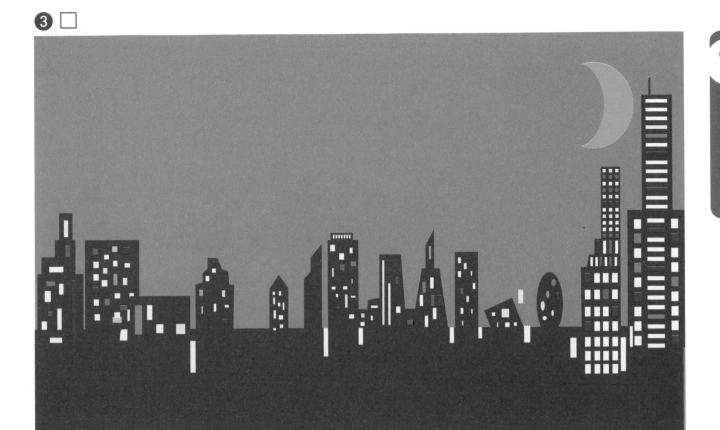

❹ ☐

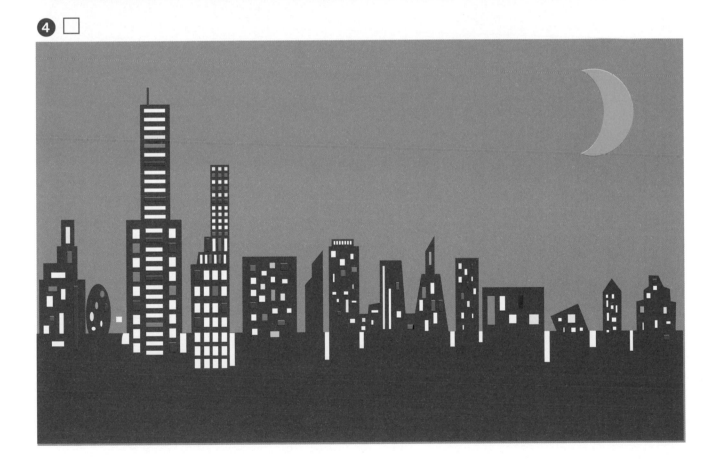

5

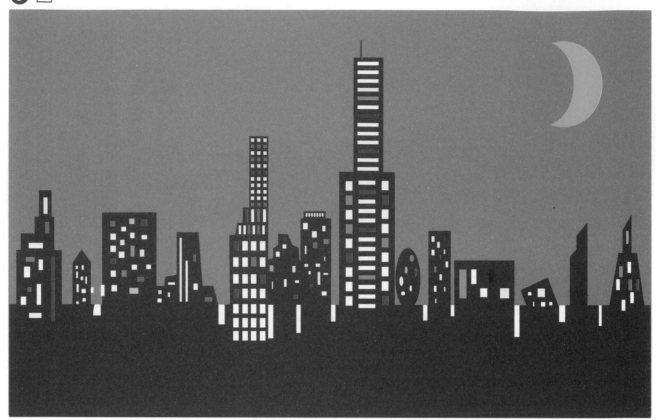

6

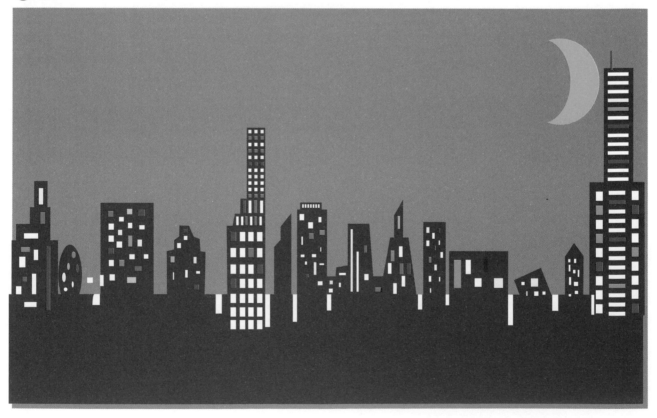

❼

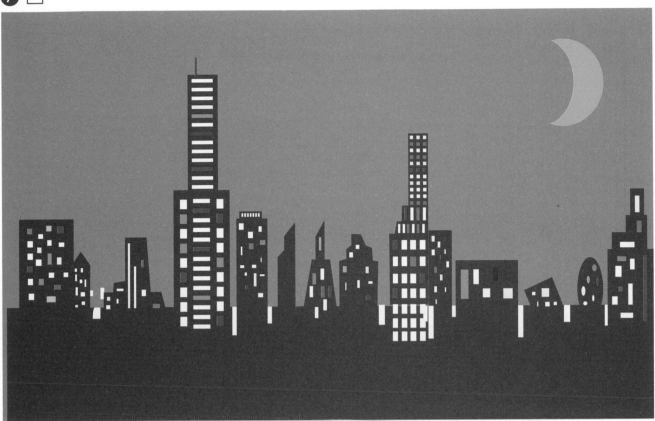

❽

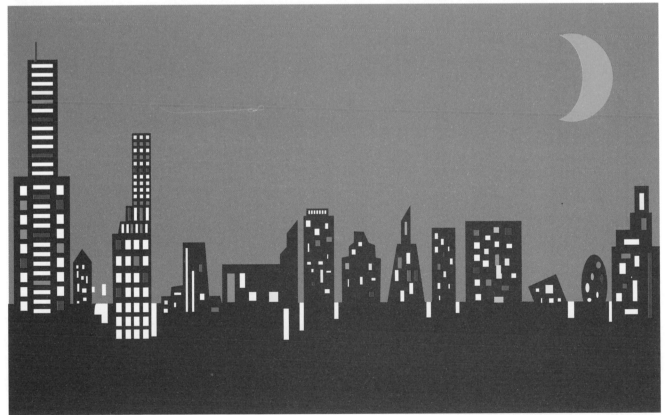

9 ☐

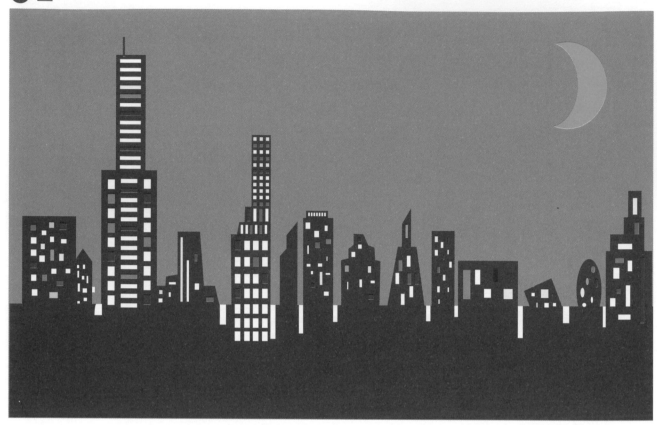

10 ☐

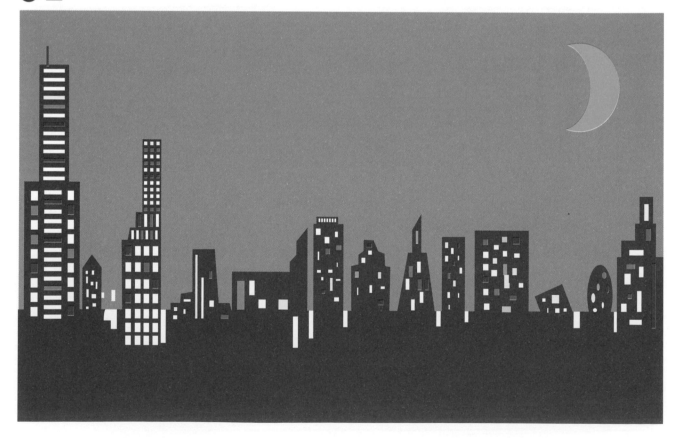

應用遊戲

5-10
吃角子老虎

難易度
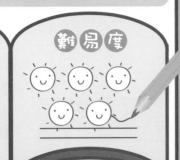

遊戲方法
小朋友，現在我們來到「賭城」-拉斯維加斯，讓我們一起來玩吃角子老虎吧！只要三個圖案連成一線（水平、垂直、對角線）就可以得大獎了！

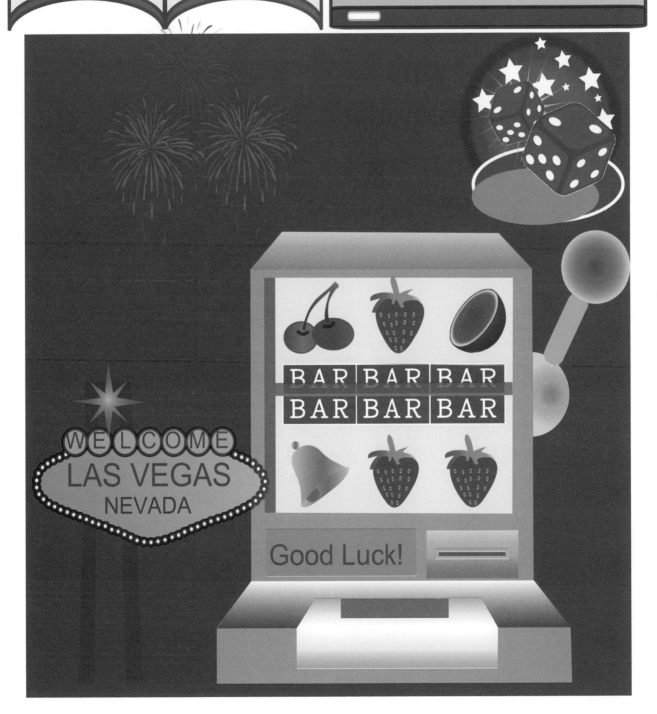

專注力小提醒：小朋友請對照上方題目區中的圖案及獲得的彩金，在下方的遊戲區中，以鉛筆寫下所贏得多少彩金金額。

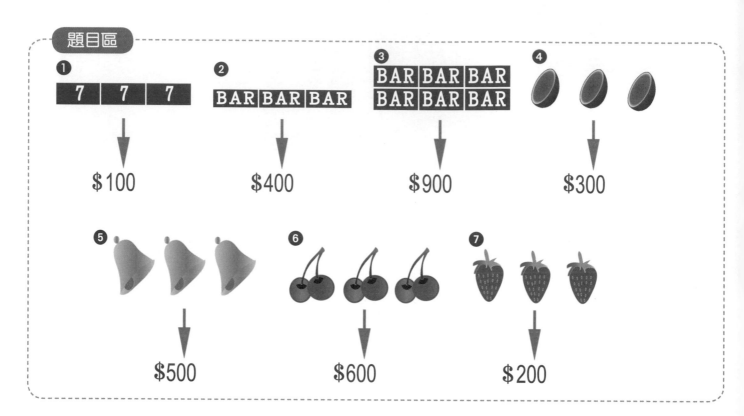

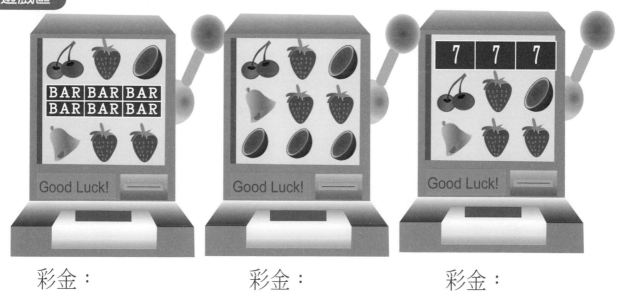

彩金：＿＿＿＿＿

彩金：＿＿＿＿＿

彩金：＿＿＿＿＿

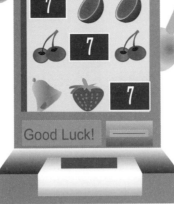

彩金：＿＿＿＿＿

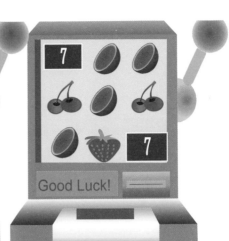

彩金：＿＿＿＿＿

彩金：＿＿＿＿＿

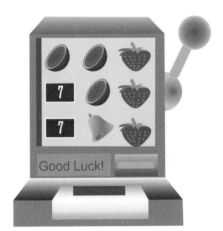

彩金：＿＿＿＿＿

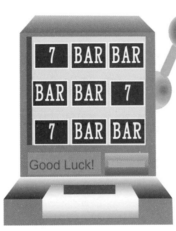

彩金：＿＿＿＿＿

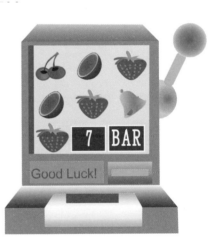

彩金：＿＿＿＿＿

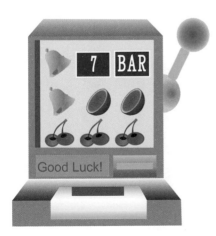

彩金：＿＿＿＿＿

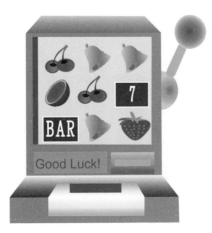

彩金：＿＿＿＿＿

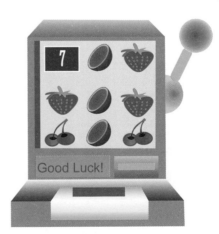

彩金：＿＿＿＿＿

專注力小提醒：小朋友請對照上方題目區中的圖案及獲得的彩金，在下方的遊戲區中，以鉛筆寫下所贏得多少彩金金額。

題目區

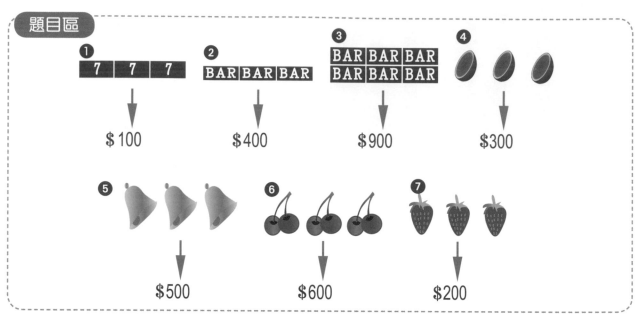

① 7 7 7 → $100

② BAR BAR BAR → $400

③ BAR BAR BAR / BAR BAR BAR → $900

④ → $300

⑤ → $500

⑥ → $600

⑦ → $200

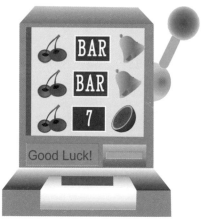

彩金：_____

彩金：_____

彩金：_____

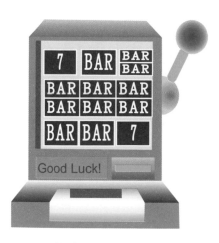

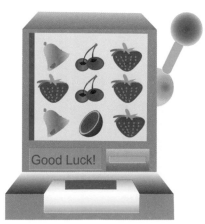

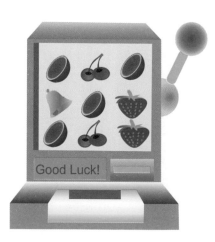

彩金：_____

彩金：_____

彩金：_____

應用遊戲

5-11 自由女神

難易度

遊戲方法

小朋友請核對下面關於「自由女神」的英文介紹，看紅色字體有哪些部分與黑色的不同，並用色鉛筆將紅色錯誤的地方圈出來？再翻到下面幾頁，比對看看哪一個自由女神像與第一頁的不同？

題目區

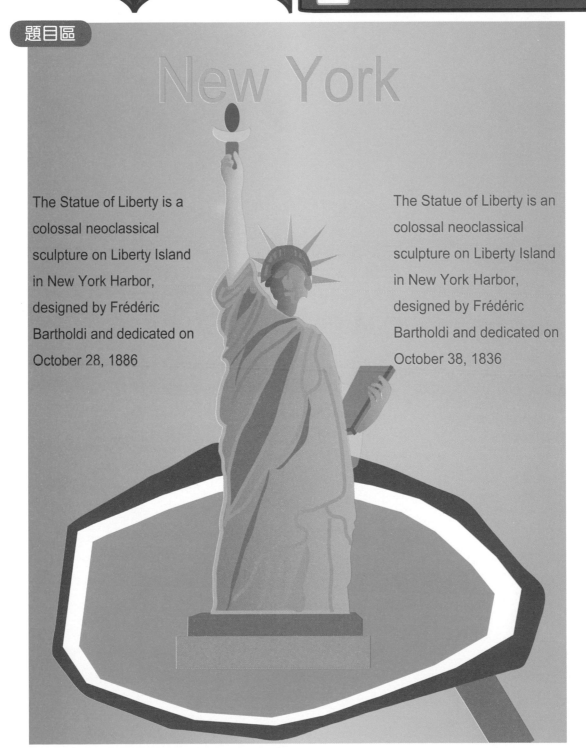

New York

The Statue of Liberty is a colossal neoclassical sculpture on Liberty Island in New York Harbor, designed by Frédéric Bartholdi and dedicated on October 28, 1886

The Statue of Liberty is an colossal neoclassical sculpture on Liberty Island in New York Harbor, designed by Frédéric Bartholdi and dedicated on October 38, 1836

專注力小提醒：

小朋友請找看看，下面六個自由女神像，哪一個和題目的自由女神像不同？並以色鉛筆將它圈出來。請注意看它頭上的皇冠和衣服喔！

遊戲區

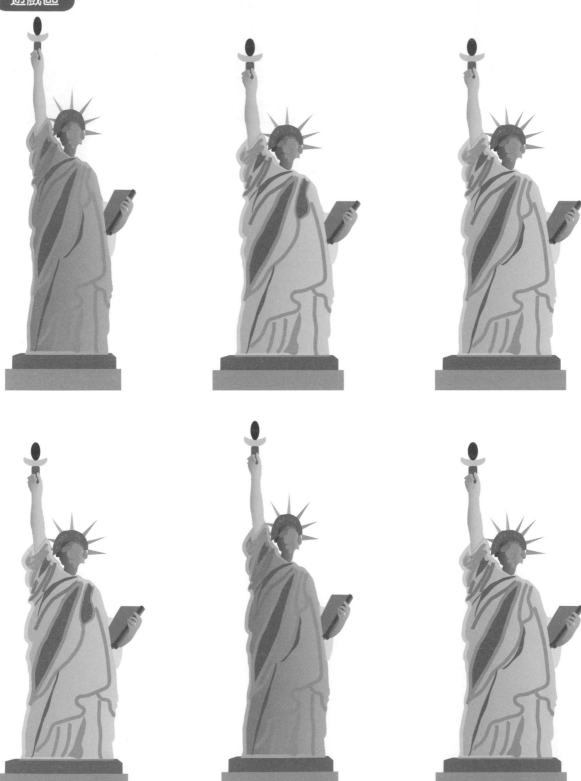

專注力小提醒：

小朋友請找看看，下面六個自由女神像，哪一個和題目的自由女神像不同？並以色鉛筆將它圈出來。

遊戲區

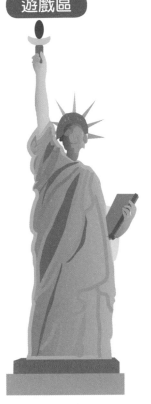
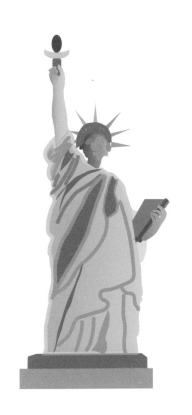
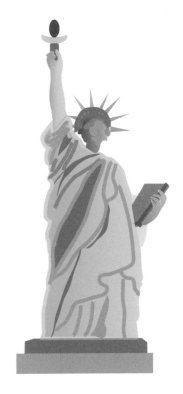

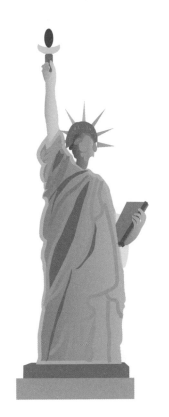
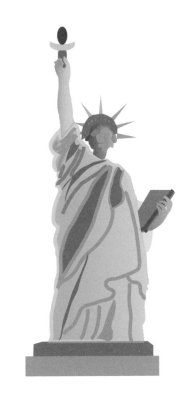
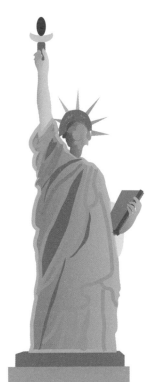

專注力小提醒：

小朋友請找看看，下面六個自由女神像，哪一個和題目的自由女神像不同？並以色鉛筆將它圈出來。請注意看它頭上的皇冠和衣服喔！

遊戲區

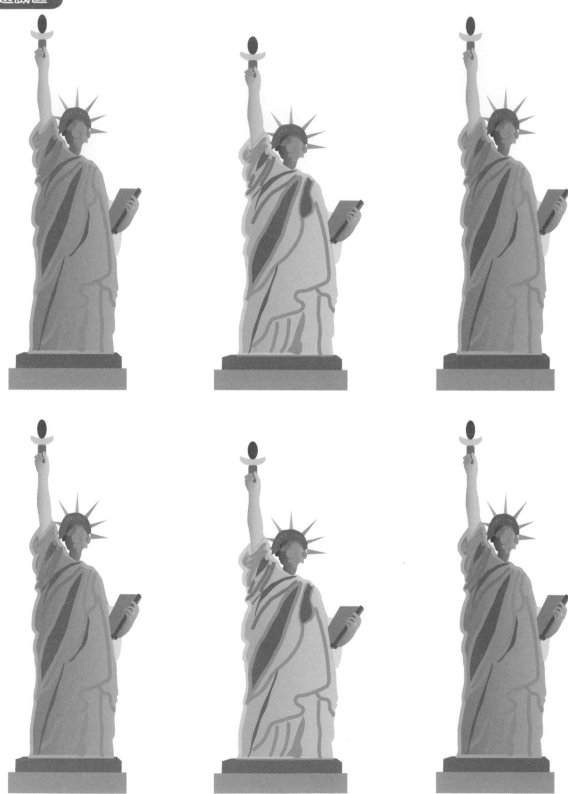

應用遊戲

5-12 金門大橋

難易度

遊戲方法

小朋友請核對下面關於「金門大橋」的英文介紹，看紅色字體有哪些部分與黑色的不同，並用色鉛筆將錯誤的地方圈出來？再翻到下面幾頁的「金門大橋」，將空白的地方塗上與第一頁一樣的顏色。

題目區

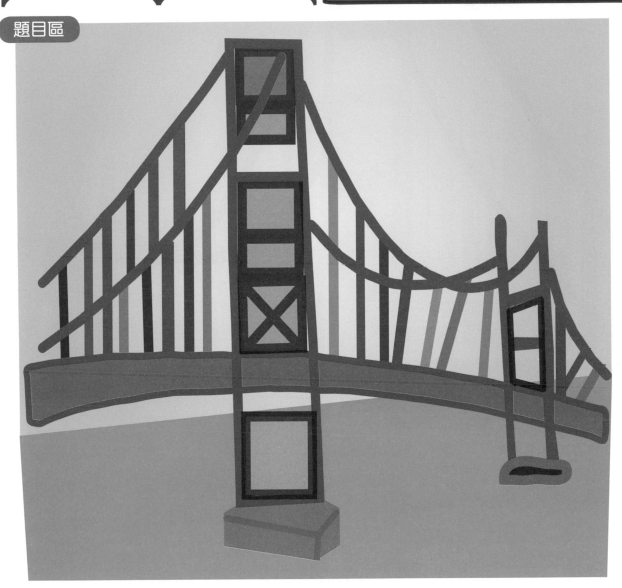

The Golden Gate Bridge is acclaimed as one of the world's most beautiful bridges and with its tremendous towers, sweeping main cables and great span, it is a sensory beauty featuring color, sound, and light.

The Golden Gate Bridge is acclaimed as One of the world's most beautiful bridges and with its tremendous tower, sweeping main cables and great span, it is a sensory beauty featuring color, sound, and light.

專注力小提醒：

小朋友，下面的「金門大橋」有些部分未完成，請以色鉛筆將空白的地方，塗上與第一頁「金門大橋」一樣的顏色。

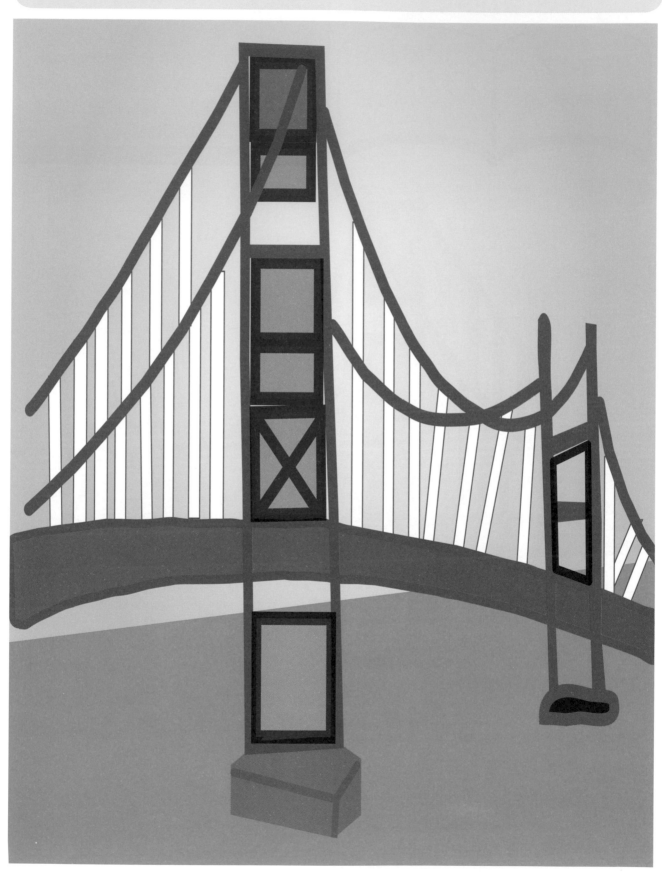

專注力小提醒：

小朋友，下面的「金門大橋」有些部分未完成，請以色鉛筆將空白的地方，塗上與第一頁「金門大橋」一樣的顏色。

專注力小提醒：

小朋友，下面的「金門大橋」有些部分未完成，請以色鉛筆和第一頁「金門大橋」不一樣顏色的地方圈起來。

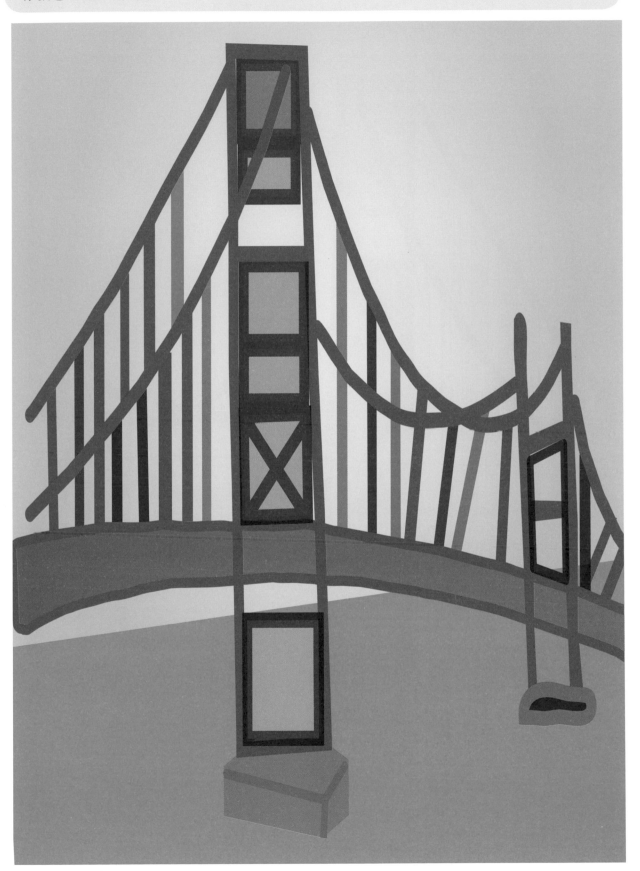

専注力小提醒：

小朋友，下面的「金門大橋」有些部分未完成，請以色鉛筆將空白的地方，塗上與第一頁「金門大橋」一樣的顏色。

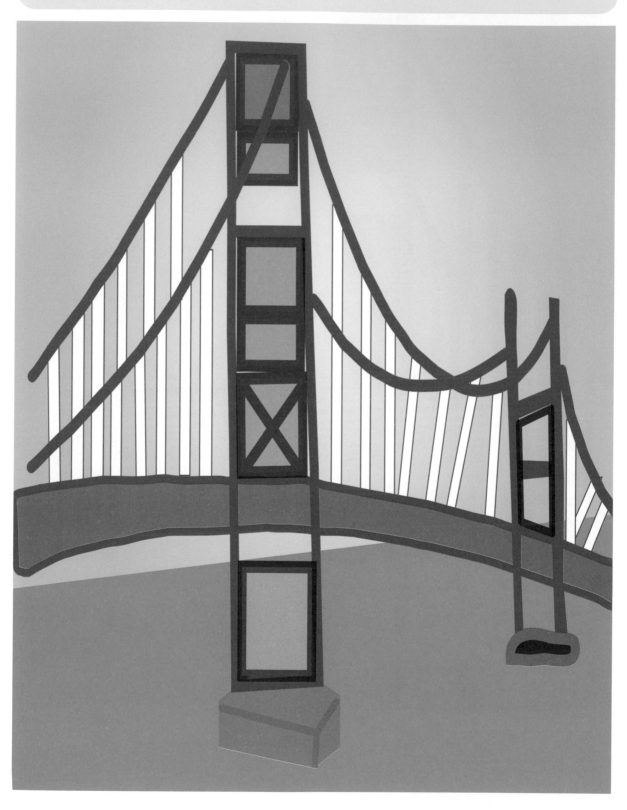

應用遊戲

5-13
自由鐘

難易度

遊戲方法
小朋友請核對下面關於「自由時鐘」的
英文介紹，看紅色字體有哪些部分與黑
色的不同，並用色鉛筆將錯誤的地方圈
出來？再到下面幾頁找出哪一個自由時
鐘跟你在第一頁看到的是一樣的，並以
色鉛筆在題號旁邊打勾。

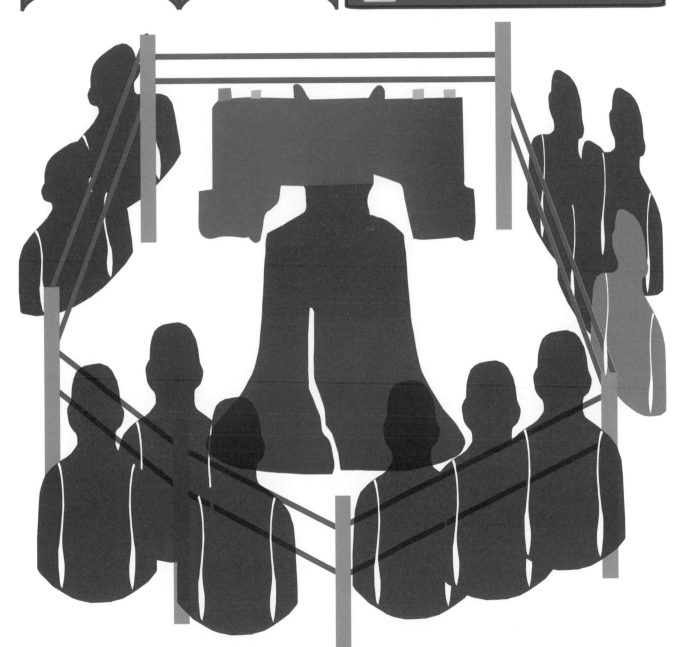

The Liberty Bell is an iconic symbol of American Independence, located in Philadelphia, Pennsylvania.

The Liberty Bell is a iconic symbol of american Independence, located in Philadelphia, Pennsylvania.

❶ □

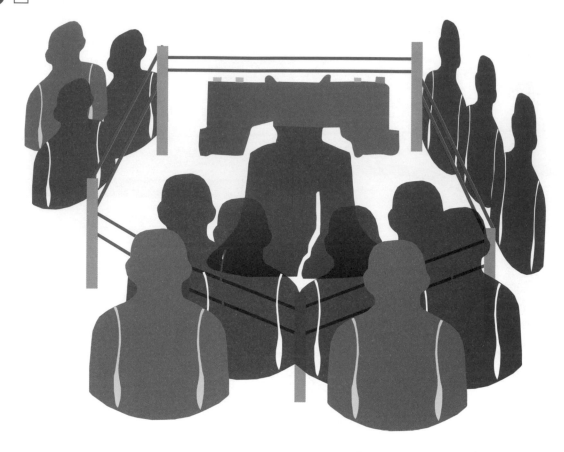

❷ □

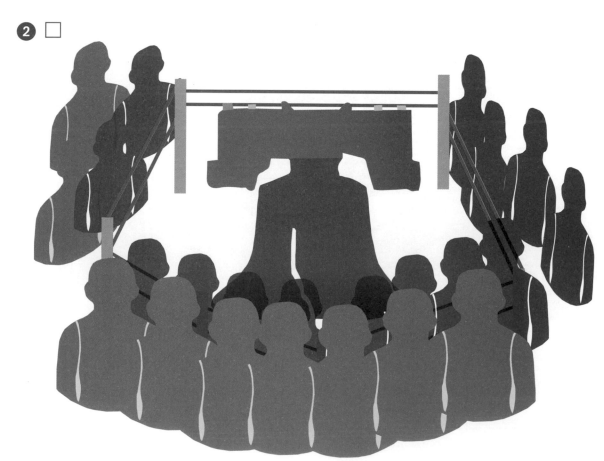

❸ □

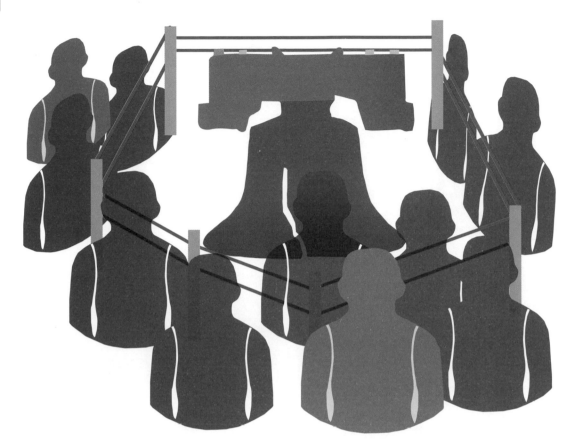

❹ □

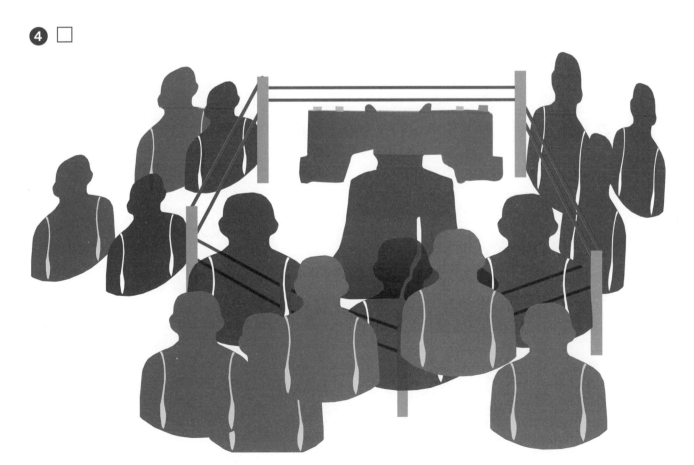

1-1

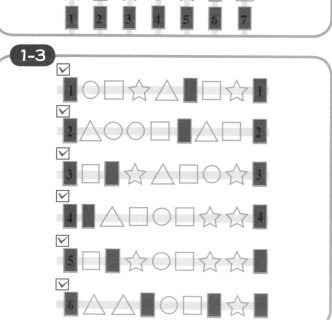

1-2

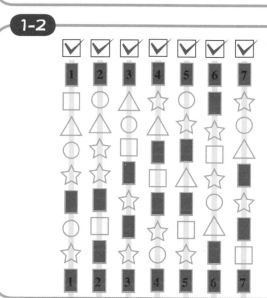

1-3

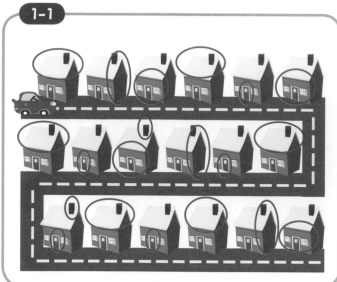

1-4

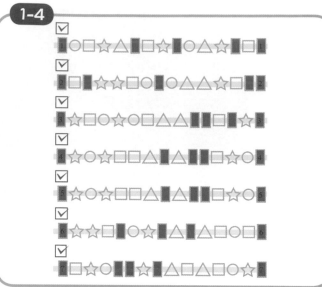

1-5 左

1-5 右

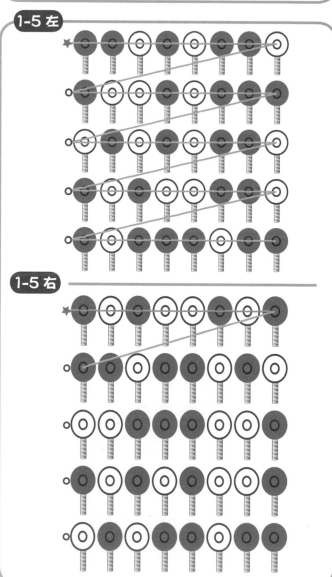

1-6

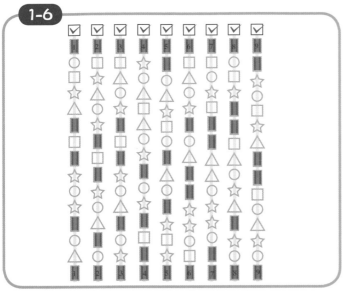

1-7

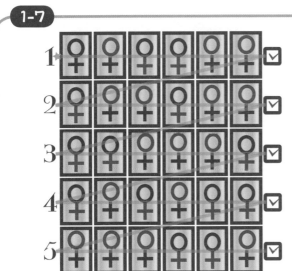

1-8 左

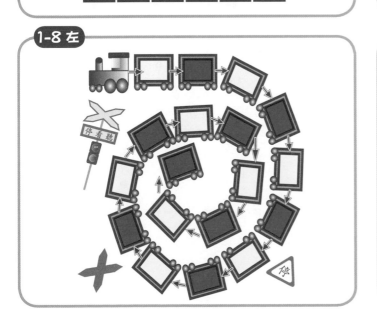

1-8 右

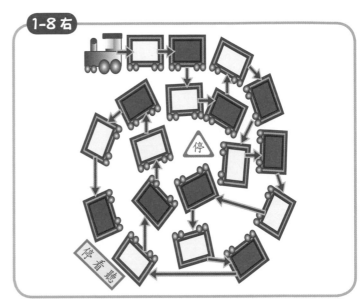

1-9

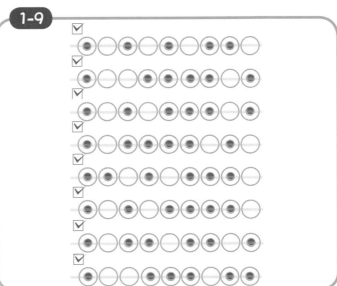

1-10

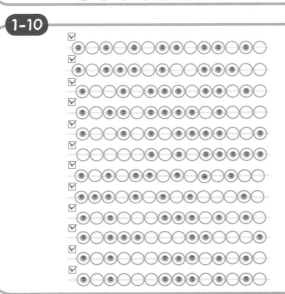

1-11

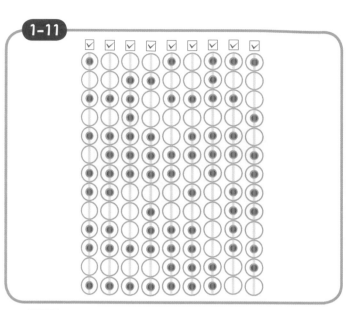

1-12

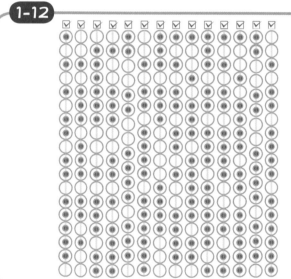

1-13左

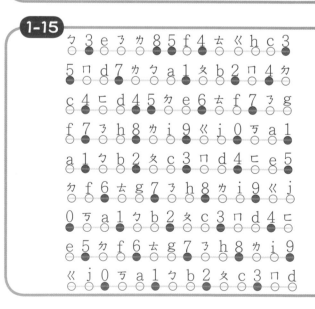

1-13右

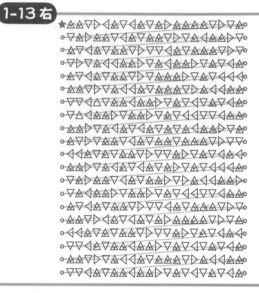

1-14

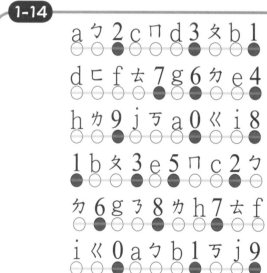

1-15

ㄅ 3 e ㄋ ㄎ 8 5 f 4 ㄊ ㄍ h c 3
5 ㄇ d 7 ㄎ ㄌ a 1 ㄆ b 2 ㄇ 4 ㄌ
c 4 ㄈ d 4 5 ㄌ e 6 ㄊ f 7 ㄋ g
f 7 ㄋ h 8 ㄎ i 9 ㄍ i 0 ㄎ a 1
a 1 ㄅ b 2 ㄆ c 3 ㄇ d 4 ㄈ e 5
ㄌ f 6 ㄊ g 7 ㄋ h 8 ㄎ i 9 ㄍ j
0 ㄎ a 1 ㄅ b 2 ㄆ c 3 ㄇ d 4 ㄈ
e 5 ㄅ f 6 ㄊ g 7 ㄋ h 8 ㄎ i 9
ㄍ j 0 ㄎ a 1 ㄅ b 2 ㄆ c 3 ㄇ d

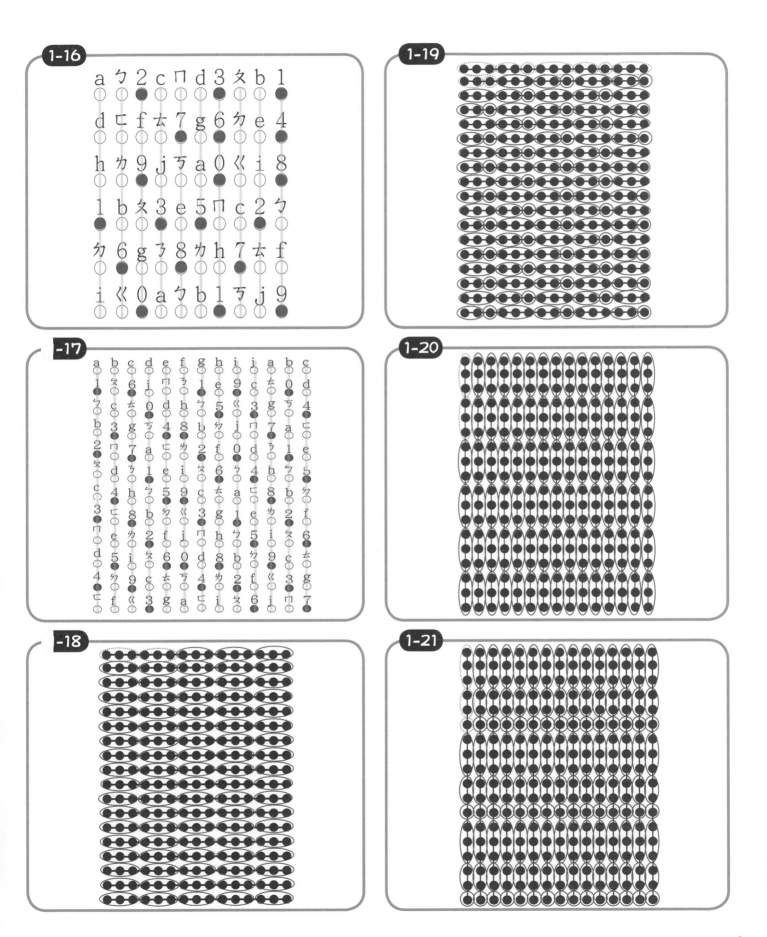

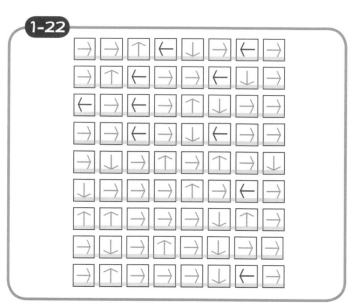

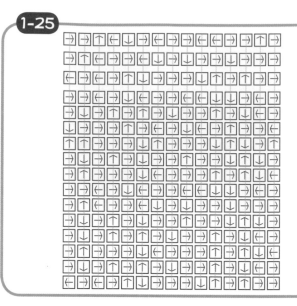

1-23

1-24

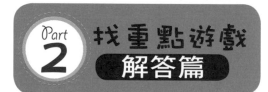

Part 2 找重點遊戲 解答篇

2-1

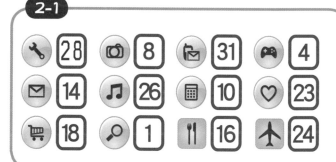

2-2

視覺專注力遊戲在家輕鬆玩作者
劉奇鑫陳宜男視覺區辨能力視覺
記憶能力前景背景區辨能力視覺
完形能力順序記憶能力視覺空間
關係物體恆常都是很重要的基本
能力學習任何事物都必須具備這
些基本能力才能達到事半功倍的
效果所以從小就必須開始訓練把
這一本買回家一定沒有錯讚讚讚
如果覺得不錯請上臉書分享按讚

2-3

視覺專注力遊戲在家輕鬆玩作者劉奇鑫陳宜男視覺區辨能力視覺記憶能力前景背景區辨能力視覺完形能力順序記憶能力視覺空間關係物體恆常都是很重要的基本能力學習任何事物都必須具備這些基本能力才能達到事半功倍的效果所以從小就必須開始訓練把這一本買回家一定沒有錯讚讚讚如果覺得不錯請上臉書分享按讚各大書局及網路書店均有販售視覺專注力遊戲在家輕鬆玩作者劉奇鑫陳宜男視覺區辨能力視覺記憶能力前景背景區辨能力視覺完形能力順序記憶能力視覺空間關係物體恆常都是很重要的基本能力學習任何事物都必須具備這些基本能力才能達到事半功倍的效果所以從小就必須開始訓練把這一本買回家一定沒有錯讚讚讚如果覺得不錯請上臉書分享按讚各大書局及網路書店均有販售視覺專注力遊戲在家輕鬆玩作者劉奇鑫陳宜男視覺區辨能力視覺記憶能力前景背景區能力

2-6

2-4

視覺專注力遊戲在家輕鬆玩作者劉奇鑫陳宜男視覺區辨能力視覺記憶能力前景背景區辨能力視覺完形能力順序記憶能力視覺空間關係物體恆常都是很重要的基本能力學習任何事物都必須具備這些基本能力才能達到事半功倍的效果所以從小就必須開始訓練把這一本買回家一定沒有錯讚讚讚如果覺得不錯請上臉書分享按讚各大書局網路書店均有販售讚

2-7

2-5

視覺專注力遊戲在家輕鬆玩作者劉奇鑫陳宜男視覺區辨能力視覺記憶能力前景背景區辨能力視覺完形能力順序記憶能力視覺空間關係物體恆常都是很重要的基本能力學習任何事物都必須具備這些基本能力才能達到事半功倍的效果所以從小就必須開始訓練把這一本買回家一定沒有錯讚讚讚如果覺得不錯請上臉書分享按讚各大書局及網路書店均有販售視作者劉奇鑫陳宜男視覺能力前景背景能力

2-8

2-9

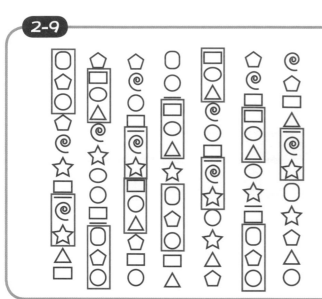

2-12

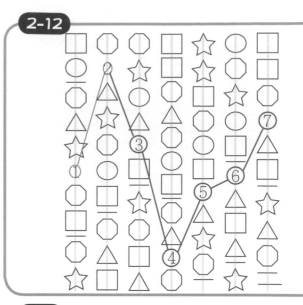

2-10

2-13

```
1234567890596544
4685749650589579
3865845575065905
8486542173406879
8314680297365123
1730152746836942
0815134602542379
5029562317014384
9503972216744381
7925367263584419
```

2-11

2-14

```
1234567890596544
4685749650589579
3865845575065905
8486542173406879
8314680297365123
1730152746836942
0815134602542379
5029562317014384
9503972216744381
7925367263584419
```

2-15

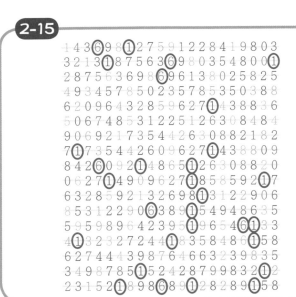

2-16

```
1 4 3 6 9 8 1 2 7 5 9 1 2 2 8 4 1 9 8 0 3
3 2 1 3 1 8 7 5 6 3 6 9 8 0 3 5 4 8 0 0 1
2 8 7 5 6 3 6 9 8 6 9 6 1 3 8 0 2 5 8 2 5
4 9 3 4 5 7 8 5 0 2 3 5 7 8 5 3 5 0 3 8 8
6 2 0 9 6 4 3 2 8 5 9 6 2 7 1 4 3 8 8 3 6
5 0 6 7 4 8 5 3 1 2 2 5 1 2 6 3 0 8 4 8 4
9 0 6 9 2 1 7 3 5 4 4 2 6 3 0 8 8 2 1 8 2
7 1 7 0 5 4 4 2 6 0 9 6 2 7 1 4 3 8 8 0 9
8 4 2 6 0 9 2 1 4 8 6 5 1 2 6 3 0 8 8 2 0
0 6 2 7 1 4 9 0 9 6 2 7 1 8 5 8 5 9 2 1 7
6 3 2 8 5 9 2 1 3 2 6 9 8 1 3 1 2 2 9 0 6
8 5 3 1 2 2 9 0 6 3 8 9 1 5 4 9 4 8 6 3 5
5 9 5 9 8 9 6 4 2 3 9 5 1 9 6 5 4 6 1 0 3
4 1 3 2 3 2 7 2 4 4 1 8 3 5 8 4 8 6 1 5 8
6 2 0 4 4 4 3 9 8 7 6 4 6 6 3 2 3 9 8 3 5
3 4 9 8 7 8 5 1 5 2 4 2 8 7 9 9 8 3 2 1 2
2 3 1 5 2 1 8 9 8 6 8 9 1 2 2 8 9 1 5 8
```

2-17

2-18

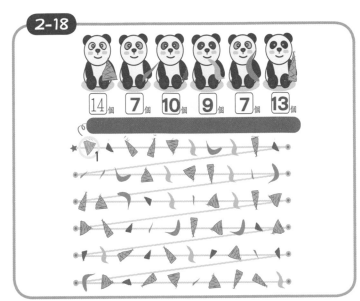

2-19

♥	?	▲	◐	▶	♥	?	⊖	▲
2	5	8	4	6	10	1	10	12

?	⊖	◀	⊕	◐	◯	⊗	⊗	▶
11	6	5	8	9	12	11	3	10

◐	◐	◑	◐	◀	⊖	?	⊕	♥
2	6	10	9	9	4	3	4	6

◀	⊕	◑	◀	◐	⊖	◐	▲	▲
3	7	11	7	4	2	12	5	1

⊗	◑	⊗	◐	◐	⊕	♥	◐	◯
12	7	8	5	1	11	2	7	3

2-20

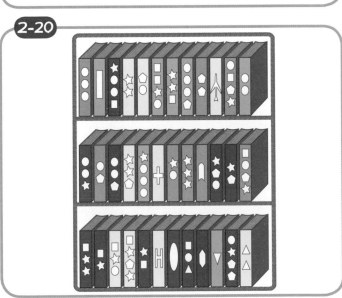

1-21

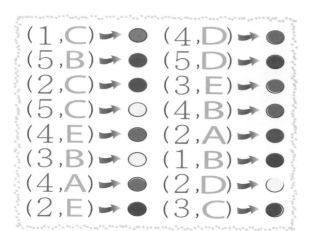

(1,C)➡️ ● (4,D)➡️ ●
(5,B)➡️ ● (5,D)➡️ ●
(2,C)➡️ ● (3,E)➡️ ●
(5,C)➡️ ○ (4,B)➡️ ●
(4,E)➡️ ● (2,A)➡️ ●
(3,B)➡️ ○ (1,B)➡️ ●
(4,A)➡️ ● (2,D)➡️ ○
(2,E)➡️ ● (3,C)➡️ ●

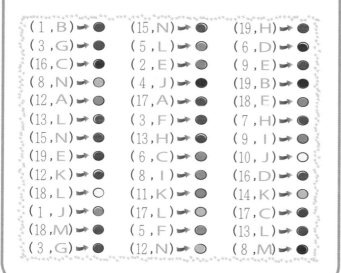

(1 ,B)➡️● (15,N)➡️● (19,H)➡️●
(3 ,G)➡️● (5 ,L)➡️● (6 ,D)➡️●
(16,C)➡️● (2 ,E)➡️● (9 ,E)➡️●
(8 ,N)➡️● (4 ,J)➡️● (19,B)➡️●
(12,A)➡️● (17,A)➡️● (18,F)➡️●
(13,L)➡️● (3 ,F)➡️● (7 ,H)➡️●
(15,N)➡️● (13,H)➡️● (9 ,I)➡️●
(19,E)➡️● (6 ,C)➡️● (10, J)➡️○
(12,K)➡️● (8 ,I)➡️● (16,D)➡️●
(18,L)➡️○ (11,K)➡️● (14,K)➡️●
(1 , J)➡️● (17,L)➡️● (17,C)➡️●
(18,M)➡️● (5 ,F)➡️● (13,L)➡️●
(3 ,G)➡️● (12,N)➡️● (8 ,M)➡️●

3-1

★➡️<u>18</u>2948<u>37</u>23<u>84</u>923<u>8</u>47<u>28</u>14
9<u>48</u>293<u>84</u>72<u>83</u>74<u>82</u>304<u>3</u>94
10<u>29</u>384<u>75</u>9238490192384
4920392<u>84</u>719<u>2</u>8374914234
490293<u>48</u>10<u>239</u>483929304
4827<u>37</u>49128359<u>38</u>274238
29<u>48</u>3716<u>48</u>39212<u>8</u>472384
4<u>8</u>9837<u>48</u>10<u>29</u>3848234<u>8</u>57

3-2

★➡️<u>948</u>598583747<u>28</u>374<u>8</u>5928374572<u>98</u>347298472834858
20<u>938</u>47858928394920157892834920395701928<u>374</u>75
10<u>98</u>32349584758293485748329385748329458<u>38</u>2918
598<u>374</u>8392837458389283472<u>938</u>58934857298374859
58492834759283345539873429872347857267<u>8</u>372349
<u>2384</u>98573847<u>58</u>928<u>4</u>75982734<u>859</u>87329384726<u>58</u>349
29834782298347582348597234859283478592837<u>4929</u>

8 58 74 374 98 2984
938 89 39 283 20 74
098 758 38 832 18
374 837 385 572 59
455 873 8 3748 78
384 759 873 265349
23485 374

3-3

★⬇️

1|	6	5|	3	3|	3	3|
8	2|	8|	9|	8	4|	4|
2|	8|	7	0|	9|	8|	5
9	3	2	2	4	5	3
3	4	3|	9	7	9|	8
8|	7|	4|	5|	2	2|	4|
4|	5|	0	7|	8|	8|	9|
7	9	2	6	5|	4	2
5	2	9|	1	9	7	8|
3|	0	4	0	3	8|	3|
4|	3|	8|	9|	8|	9|	5|
8|	4|	5	2|	4|	8	0
2	9	7	8	2	3	2

3-4

4	3	9	4	8	3	8
7	5	1	7	3	4	8
2	7	9	5	8	5	9
7	2	1	3	3	7	0
4	8	8	9	5	4	5
	4	3	7	8	0	1
	3	7	4	9	8	9
	7	3		2	4	
		8		8		
				4		

3-5

29834750293485728384 92
5763059   38
4759209   38
4578375   8472
6572384   7562
0938478   38579
5673827   34782
98356   7283
74   6   9182
7
7   37637857364756
73   18273646372928
73 46773487563746275
61   129384783290 19283

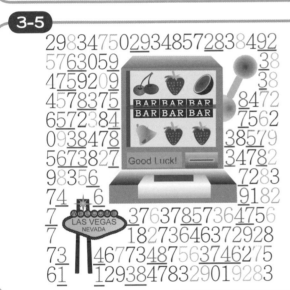

3-6

9837485928347598237 46758929837450982348582
9384293875839827450 9 28347578389238561029837
4820347102935601923 8748392834710 29835
6568912837409182738   9472819039 04827835
98377129387456118237   483995092384835
618929091824756 7382 394987126 7384832
9836567328374738 9456 71928374 362738458
98234756 7382929182   73647283749 58734
728375619287375832 98356728734928374
19284787362732469 034963049 58630498

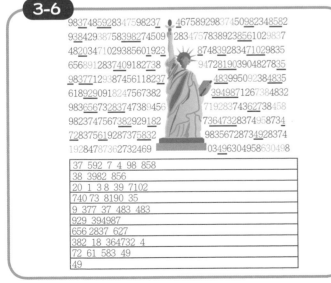

37 592 7 4 98 858
38 3982 856
20 1 3 8 39 7102
740 73 8190 35
9 377 37 483 483
929 394987
656 2837 627
382 18 364732 4
72 61 583 49
49

3-7

7 7 2 7 8 1 3 2 1 7 1 3 4 4 2
8 1 8 3 1 9 7 9 3 8 4 1 9 4
2 1 7 4 7 8 7 7 8 4 2 8 1
9 9 3 5 2 2 1 4 2 9 7 1 2
3 8 6 3   8 7 1 3 2 3
                              8

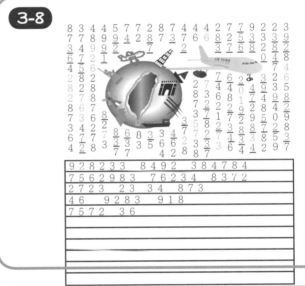

8 2 1 4 1 7 8 1 3 8 7 3 4 1 9
4 3 9 6 7 3 2 9 1 7 1 8 8 2 2
2 8 7 1 8 4 7 8 7 2 8 4 2 8 8
9 4 7 2 7 3 2 8 3 2 9 9 3 3

3-8

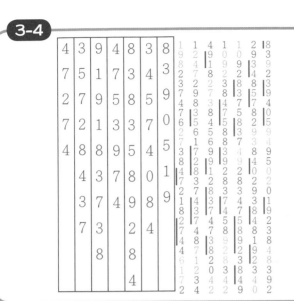

9	2	8	2	3	3		8	4	9	2		3	8	4	7	8	4
7	5	6	2	9	8	3		7	6	2	3	4		8	3	7	2
2	7	2	3		2	3		3	4		8	7	3				
4	6			9	2	8	3		9	1	8						
7	5	7	2		3	6											

3-9

0	6	1	3	7	2	1	2
1	1	3	4	6	9	0	2
2	4	5	1	3	8	6	0
3	3	4	5	8	5	4	7
4	3	6	8	9	6	6	2
5	9	5	6	9	9	6	6
6	2	3	5	7	8	1	6
7	8	3	1	5	8	5	2
8	6	4	3	8	7	5	5
9	8	3	6	5	2	7	5
A	2	4	6	8	3	8	9
B	5	6	6	7	2	1	0
C	5	1	0	3	3	9	6
D	6	6	5	5	3	2	0
E	7	7	3	5	2	1	1
F	6	2	2	5	3	8	8
G	2	5	7	0	1	4	4
H	3	5	7	9	0	1	3
I	0	6	5	8	2	5	9
J	4	5	2	1	7	9	6

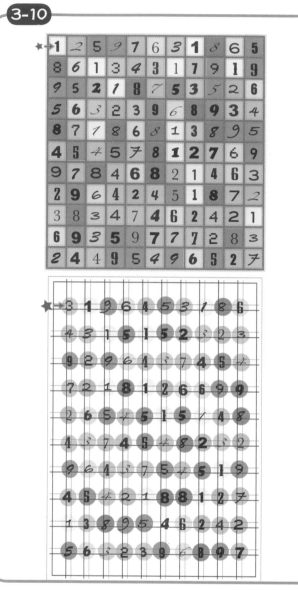

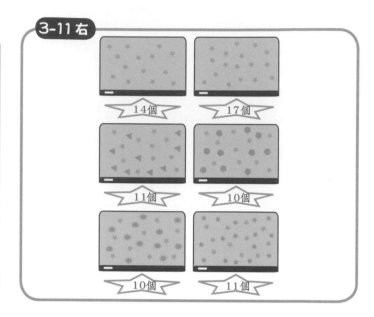

閱讀與
抄寫遊戲
Part
4
解答篇

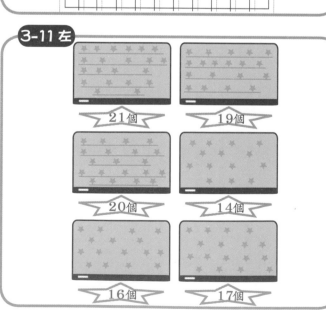

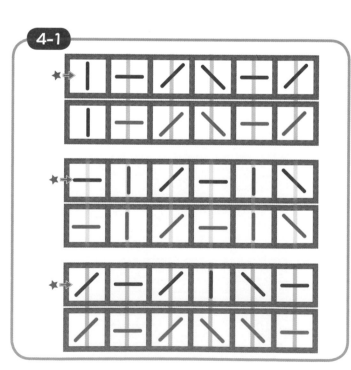

4-2

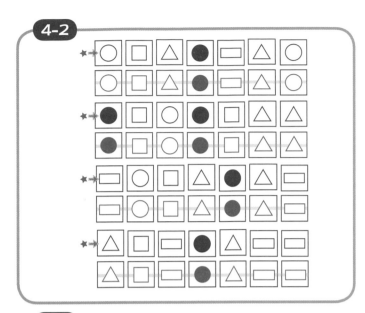

4-3

1	1346-68	8	8888-57
2	2509-77	9	6083-55
3	5566-42	10	1677-90
4	2689-70	11	5318-42
5	4513-85	12	2456-21
6	0248-39	13	5422-96
7	7892-33	14	6996-69

4-4 左　4-4 右

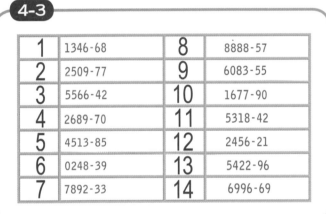

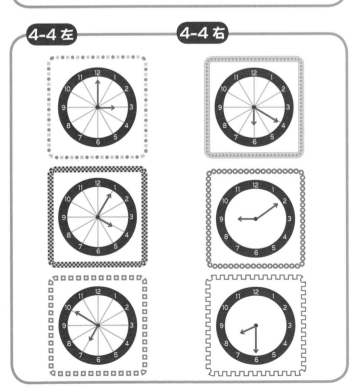

4-5

YALP　　　YORPW

MZIEP　　　FJAIE

JEIQG　　　FUQOAP

XUEIWF　　ALPEIFX

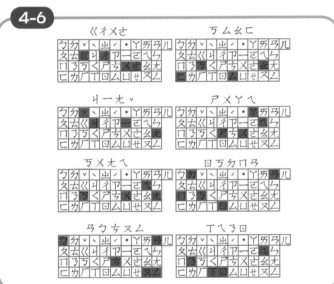

4-6

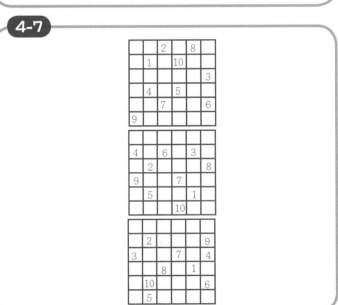

4-7

		2		8	
	1		10		
					3
	4		5		
		7			6
9					

4		6		3	
	2				8
9			7		
	5			1	
		10			

	2			9	
3			7		4
		8		1	
	10				6
	5				

4-8

1. 1 + 2 =　2. 4 + 6 - 3 =　3. 5 + 8 - 6 + 2 =

4. 4 + 6 - 8 + 8 - 9 + 1 =　5. 6 - 3 + 5 - 9 =

6. 45 + 21 + 9 - 11 - 12 + 8 + 12 - 1 + 3 - 6 =

7. 678 + 333 - 890 + 123 - 669 + 383 - 966 =

8. 7890 + 3456 - 1323 + 3443 - 3989 + 2312 =

9. 22334 + 34453 - 33425 + 98987 + 132334 =

4-9

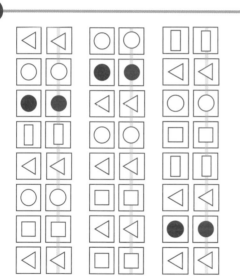

4-10

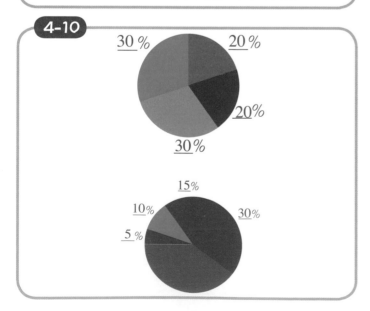

4-11左

4-11右

4-12

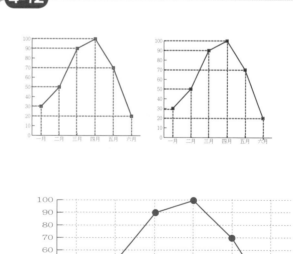

4-13

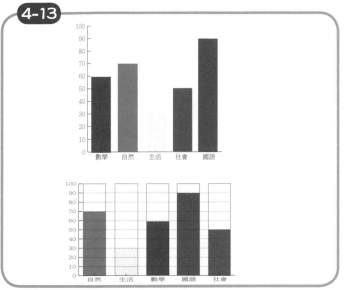

4-16

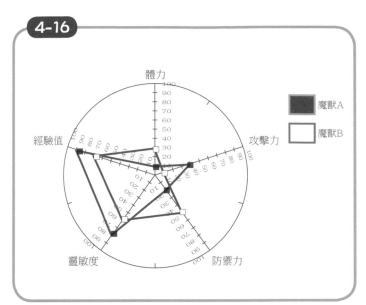

4-14

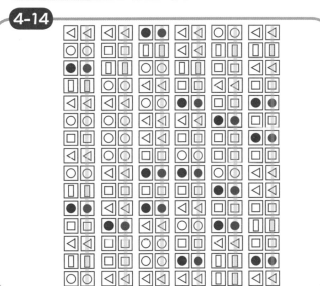

4-17

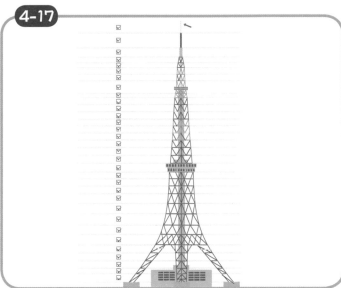

4-15

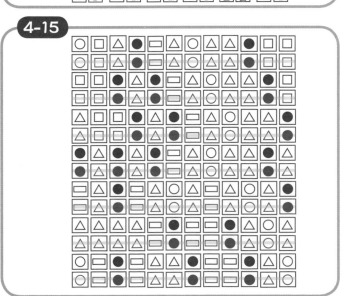

5-1

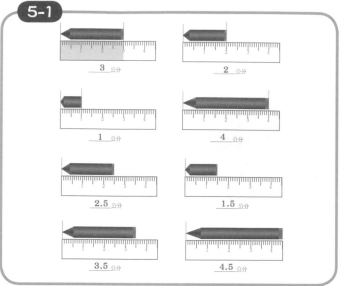

3 公分　　2 公分

1 公分　　4 公分

2.5 公分　　1.5 公分

3.5 公分　　4.5 公分

5-2

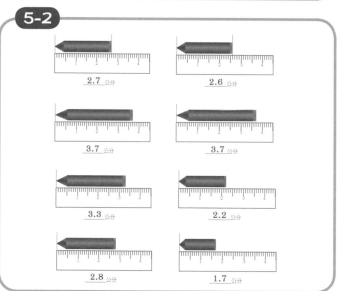

2.7 公分　　2.6 公分

3.7 公分　　3.7 公分

3.3 公分　　2.2 公分

2.8 公分　　1.7 公分

5-3

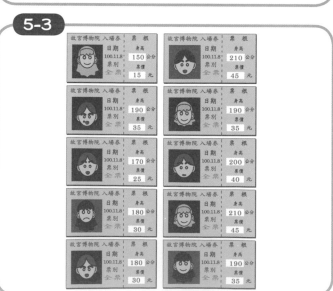

5-4 左

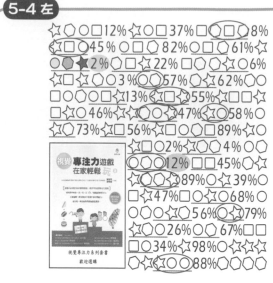

5-4 右

圖形	%		圖形
○○★	2%	12%	○○
⬡○★	89%	37%	☆○□
★○○	88%	89%	○○☆
★○○	3%	79%	○☆
○□★	22%	55%	☆□☆
○☆○	6%	8%	○○○
○○☆	79%	57%	○○
○☆○	68%	47%	○○○
○□⬡	8%	58%	☆○
★○⬡	73%	45%	☆□○
○★	62%	88%	☆○○

5-5

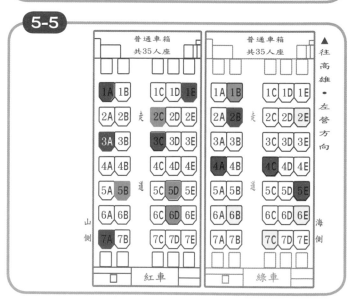

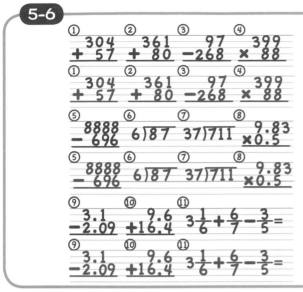

$$\begin{array}{cc} ① & 304 \\ + & 57 \end{array} \quad \begin{array}{cc} ② & 361 \\ + & 80 \end{array} \quad \begin{array}{cc} ③ & 97 \\ - & 268 \end{array} \quad \begin{array}{cc} ④ & 399 \\ × & 88 \end{array}$$

$$⑤ \begin{array}{c} 8888 \\ - \;\; 696 \end{array} \quad ⑥\; 6\overline{)87} \quad ⑦\; 37\overline{)711} \quad ⑧ \begin{array}{c} 9.83 \\ ×0.5 \end{array}$$

$$⑨ \begin{array}{c} 3.1 \\ -2.09 \end{array} \quad ⑩ \begin{array}{c} 9.6 \\ +16.4 \end{array} \quad ⑪\; 3\frac{1}{6}+\frac{6}{7}-\frac{3}{5}=$$

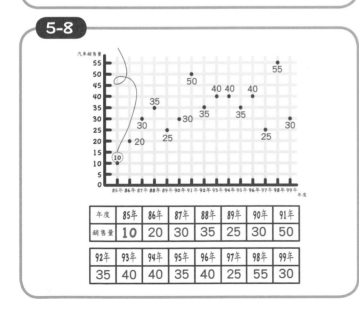

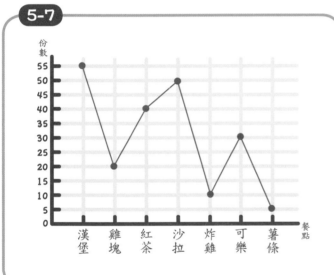

年度	85年	86年	87年	88年	89年	90年	91年
銷售量	10	20	30	35	25	30	50

92年	93年	94年	95年	96年	97年	98年	99年
35	40	40	35	40	25	55	30

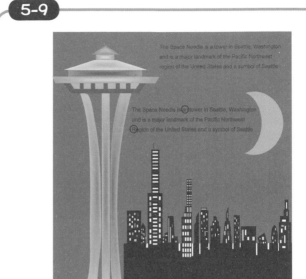

p122

❷ ☑

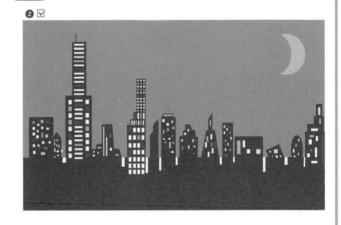

p126

❾ ☑

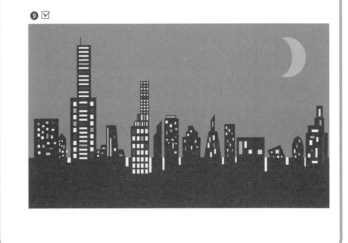

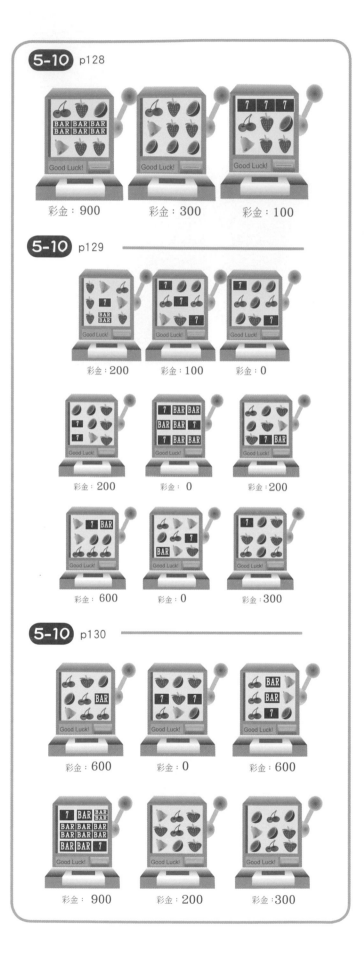

5-10 p128

彩金：900　　　彩金：300　　　彩金：100

5-10 p129

彩金：200　　　彩金：100　　　彩金：0

彩金：200　　　彩金：0　　　彩金：200

彩金：600　　　彩金：0　　　彩金：300

5-10 p130

彩金：600　　　彩金：0　　　彩金：600

彩金：900　　　彩金：200　　　彩金：300

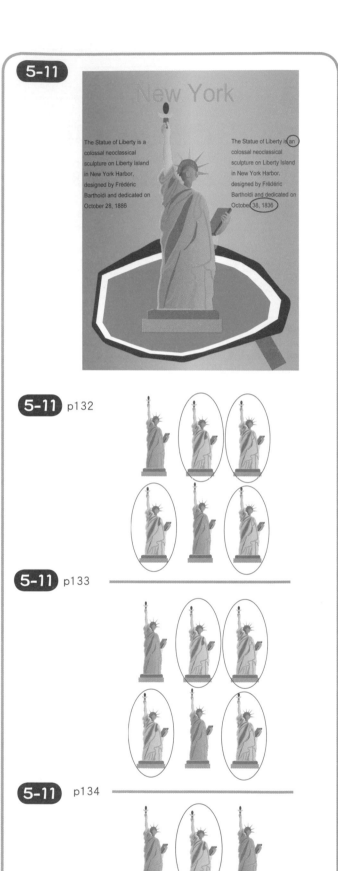

5-11

New York

The Statue of Liberty is a colossal neoclassical sculpture on Liberty Island in New York Harbor, designed by Frédéric Bartholdi and dedicated on October 28, 1886

The Statue of Liberty is an colossal neoclassical sculpture on Liberty Island in New York Harbor, designed by Frédéric Bartholdi and dedicated on October 38, 1836

5-11 p132

5-11 p133

5-11 p134

5-12

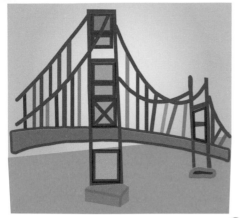

The Golden Gate Bridge is acclaimed as one of the world's most beautiful bridges and with its tremendous towers, sweeping main cables and great span, it is a sensory beauty featuring color, sound, and light.

The Golden Gate Bridge is acclaimed as (One) of the world's most beautiful bridges and with its tremendous (tower) sweeping main cables and great span, it is a sensory beauty featuring color, sound, and light.

5-12 p136

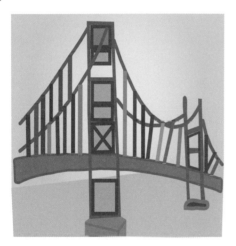

5-12 p137

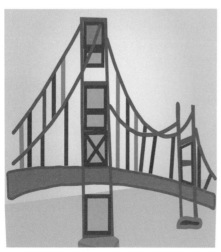

5-13

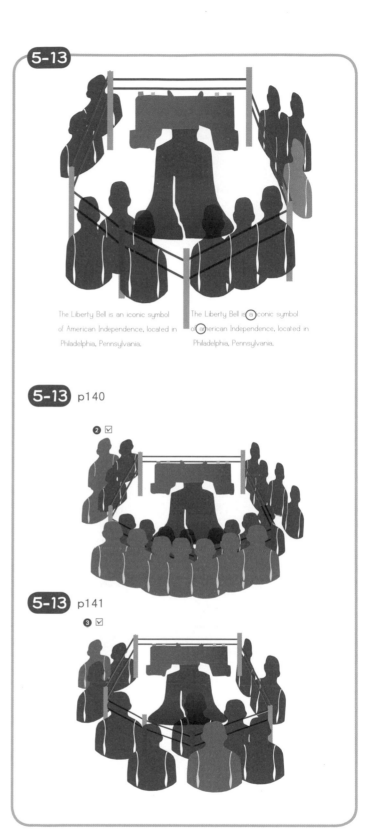

The Liberty Bell is an iconic symbol of American Independence, located in Philadelphia, Pennsylvania.

The Liberty Bell is (a) iconic symbol of (a)merican Independence, located in Philadelphia, Pennsylvania.

5-13 p140

❷ ☑

5-13 p141

❸ ☑

暢銷修訂版

視覺專注力遊戲在家輕鬆玩❸

視覺認知專注力 **5** 大主題遊戲

作　　　者	陳宜男、劉奇鑫
選　　　書	林小鈴
主　　　編	陳雯琪

行 銷 經 理	王維君
業 務 經 理	羅越華
總 編 輯	林小鈴
發 行 人	何飛鵬
出　　　版	新手父母出版
	城邦文化事業股份有限公司
	台北市中山區民生東路二段 141 號 8 樓
	電話：(02) 2500-7008　傳真：(02) 2502-7676
	E-mail：bwp.service@cite.com.tw
發　　　行	英屬蓋曼群島商家庭傳媒股份有限公司城邦分公司
	台北市中山區民生東路二段 141 號 11 樓
	讀者服務專線：02-2500-7718；02-2500-7719
	24 小時傳真服務：02-2500-1900；02-2500-1991
	讀者服務信箱 E-mail：service@readingclub.com.tw
	劃撥帳號：19863813
	戶名：書虫股份有限公司

香港發行所	城邦城邦（香港）出版集團有限公司
	香港灣仔駱克道 193 號東超商業中心 1F
	電話：(852)2508-6231　傳真：(852)2578-9337
	E-mail：hkcite@biznetvigator.com
馬新發行所	城邦（馬新）出版集團 Cite(M) Sdn. Bhd.
	41, Jalan Radin Anum, Bandar Baru Sri Petaling,
	57000 Kuala Lumpur, Malaysia.
	電話：(603) 90563833　傳真：(603)90576622
	E-mail：services@cite.my

封面設計 / 鍾如娟
內頁版面設計排版、插圖 / 徐思文
製版印刷 / 卡樂彩色製版印刷有限公司
2023 年 12 月 07 日 2 版 1 刷　　　　　Printed in Taiwan
定價 380 元

ISBN：978-626-7008-69-0（平裝）
ISBN：978-626-7008-65-2（EPUB）

國家圖書館出版品預行編目 (CIP) 資料

視覺專注力遊戲在家輕鬆玩 . 3/ 陳宜男，劉奇鑫著 . -- 2 版 . -- 臺北市：新手父母出版，城邦文化事業股份有限公司出版：英屬蓋曼群島商家庭傳媒股份有限公司城邦分公司發行，2023.12
　面；　公分 . --（學習力；SG0018X）
暢銷修訂版
ISBN 978-626-7008-69-0（平裝）

1.CST: 注意力缺失
2.CST: 遊戲治療
3.CST: 兒童遊戲

415.999　　　　　　　　112018798

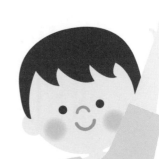